Guter Sex dank Selbsthypnose

SPRINGER NATURE springernature.com

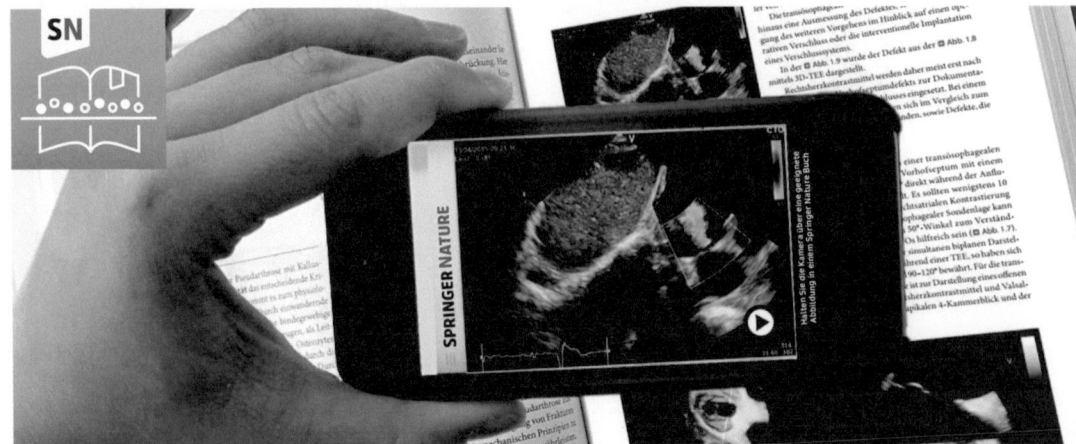

Springer Nature More Media App

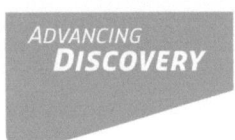

Videos und mehr mit einem „Klick" kostenlos aufs Smartphone und Tablet

Kostenlos downloaden

- Dieses Buch enthält zusätzliches Onlinematerial, auf welches Sie mit der Springer Nature More Media App zugreifen können.*
- Achten Sie dafür im Buch auf Abbildungen, die mit dem Play Button ⊙ markiert sind.
- Springer Nature More Media App aus einem der App Stores (Apple oder Google) laden und öffnen.
- Mit dem Smartphone die Abbildungen mit dem Play Button ⊙ scannen und los gehts.

*Bei den über die App angebotenen Zusatzmaterialien handelt es sich um digitales Anschauungsmaterial und sonstige Informationen, die die Inhalte dieses Buches ergänzen. Zum Zeitpunkt der Veröffentlichung des Buches waren sämtliche Zusatzmaterialien über die App abrufbar. Da die Zusatzmaterialien jedoch nicht ausschließlich über verlagseigene Server bereitgestellt werden, sondern zum Teil auch Verweise auf von Dritten bereitgestellte Inhalte aufgenommen wurden, kann nicht ausgeschlossen werden, dass einzelne Zusatzmaterialien zu einem späteren Zeitpunkt nicht mehr oder nicht mehr in der ursprünglichen Form abrufbar sind.

Barbara Laimböck

Guter Sex dank Selbsthypnose

So behandeln Sie Ihre sexuellen Probleme

Mit einem Geleitwort von Dirk Revenstorf

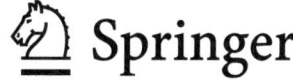

Barbara Laimböck
Wien, Österreich

Die Online-Version des Buches enthält digitales Zusatzmaterial, das durch ein Play-Symbol gekennzeichnet ist. Die Dateien können von Lesern des gedruckten Buches mittels der kostenlosen Springer Nature „More Media" App angesehen werden. Die App ist in den relevanten App-Stores erhältlich und ermöglicht es, das entsprechend gekennzeichnete Zusatzmaterial mit einem mobilen Endgerät zu öffnen.

ISBN 978-3-662-62378-7   ISBN 978-3-662-62379-4   (eBook)
https://doi.org/10.1007/978-3-662-62379-4

Die Deutsche Nationalbibliothek verzeichnet diese Publikation in der Deutschen Nationalbibliografie; detaillierte bibliografische Daten sind im Internet über http://dnb.d-nb.de abrufbar.

Springer
© Der/die Herausgeber bzw. der/die Autor(en), exklusiv lizenziert durch Springer-Verlag GmbH, DE, ein Teil von Springer Nature 2021
Das Werk einschließlich aller seiner Teile ist urheberrechtlich geschützt. Jede Verwertung, die nicht ausdrücklich vom Urheberrechtsgesetz zugelassen ist, bedarf der vorherigen Zustimmung der Verlage. Das gilt insbesondere für Vervielfältigungen, Bearbeitungen, Übersetzungen, Mikroverfilmungen und die Einspeicherung und Verarbeitung in elektronischen Systemen.
Die Wiedergabe von allgemein beschreibenden Bezeichnungen, Marken, Unternehmensnamen etc. in diesem Werk bedeutet nicht, dass diese frei durch jedermann benutzt werden dürfen. Die Berechtigung zur Benutzung unterliegt, auch ohne gesonderten Hinweis hierzu, den Regeln des Markenrechts. Die Rechte des jeweiligen Zeicheninhabers sind zu beachten.
Der Verlag, die Autoren und die Herausgeber gehen davon aus, dass die Angaben und Informationen in diesem Werk zum Zeitpunkt der Veröffentlichung vollständig und korrekt sind. Weder der Verlag, noch die Autoren oder die Herausgeber übernehmen, ausdrücklich oder implizit, Gewähr für den Inhalt des Werkes, etwaige Fehler oder Äußerungen. Der Verlag bleibt im Hinblick auf geografische Zuordnungen und Gebietsbezeichnungen in veröffentlichten Karten und Institutionsadressen neutral.

© Fotonachweis Umschlag: © Abundzu / stock.adobe.com
Umschlaggestaltung: deblik Berlin

Springer ist ein Imprint der eingetragenen Gesellschaft Springer-Verlag GmbH, DE und ist ein Teil von Springer Nature.
Die Anschrift der Gesellschaft ist: Heidelberger Platz 3, 14197 Berlin, Germany

Geleitwort

Wahrscheinlich beschäftigt die Menschen nichts mehr als die Sexualität. Zwar behaupten sie andere Ziele im Leben zu verfolgen. Doch für Sex überspringen Menschen soziale, finanzielle, gesundheitliche Barrieren und lassen für die Momente des Glücks der sexuellen Erfüllung alles fahren. Überall in den Medien begegnet uns Sex in der Werbung, in den Pornos, in den Beziehungsforen. Und Sex ist salutogen; er fördert die Lebenszufriedenheit und das Beziehungsglück, verhindert die Anfälligkeit für koronare Erkrankungen, für Prostatakrebs und verlängert das Leben. Aber wie gelingt es, eine erfüllte Sexualität zu leben und dauerhaft zu erhalten? Und wie oft scheitern wir schamhaft, zornig, deprimiert an unseren Vorstellungen darüber wie Sexualität sein sollte. Wie oft sind wir durch Mythen und irregeleitete Ziele aber auch durch Traumatisierung, Enttäuschung und Ängste in der Sexualität behindert.

Hypnose und Selbsthypnose sind Zustände, in denen man das Alltagsdenken mit seinen Begrenzungen hinter sich lässt. Das bedeutet, dass die reflexartige Hinterfragung dessen, was im Moment geschieht, unwichtig wird. Tatsächlich kann man die erotische Anziehung auch als eine Trance betrachten, die leider allzu leicht abreißt. Eine falsche Bewegung, eine bestimmte Geruchskomponente ein unsensibles Wort und der Zauber ist dahin. Durch hypnotische Bilder und eine selbstinduzierte Trance können diese störenden Eindrücke dissoziiert und durch sexuell stimulierende Bilder ersetzt werden.

Barbara Laimböck zeigt in ihrem brillant geschrieben Buch wie Sexualität gelingt und wie die komplexen physischen, hormonellen, hirnphysiologischen und motivationalen Mechanismen ineinandergreifen, damit eine sexuelle Begegnung erotisch, entspannt und letztlich orgastisch zustande kommt. Mit anschaulichen Fallbeispielen aus der Praxis, profunden Kenntnissen medizinischer Details und unterhaltsamen Anekdoten aus Literatur und Musik fließt der Text leichtfüßig dahin, mit immer neuen interessanten Überraschungen. Den Kern des Buches bildet ein reiches Repertoire an hypnotherapeutischen Interventionen zur Bewältigung sexueller und anderer Beziehungsprobleme in Form von selbsthypnotischen Anleitungen, die durch Audioaufnahmen unterstützt werden. Das ganze Buch liest sich wie eine Metapher einer erotischen Begegnung beginnend als theoretisches Vorspiel, über retardierende Momente mit Beispielen und Zitaten und schließlich der Beschreibung des Weges zu orgastischer Erfüllung. Ein lohnendes Vergnügen, das für die eigene Erfahrung und die therapeutische Praxis sehr bereichernd ist.

Universität Tübingen   Dirk Revenstorf

Vorwort

Immer schon hat mich alles Tabuisierte und Geheimnisvolle interessiert. Meiner Neugier auf den Körper des Menschen bin ich mit dem Medizinstudium und jahrelanger Tätigkeit als Ärztin nachgegangen; meiner Neugier auf die ungeheure Komplexität unseres Fühlens und Denkens durch die Ausbildung in Psychotherapie und der Arbeit mit Hypnosetherapie. Schließlich haben mich persönlich die Entwicklung des Sexuallebens im kulturellen Kontext und die Auswirkungen auf mein Frau-Werden geprägt. In Therapien mit meinen Patient*innen inspirieren mich immer wieder deren sexuelle Erfahrungen: intensiv, erstaunlich, rätselhaft, verboten, gefürchtet und ersehnt, beschämend, wild, erregend und gefährlich. Mit Erotik, Begehren und Sexualität wird ganz Intimes und Persönliches ausgedrückt. Der Bogen menschlichen Begehrens spannt sich vom Pol der Quelle unserer Lebendigkeit und unserem stärksten Trieb bis zum anderen Pol von Mangel und Dürre durch Unterdrückung, Scham und Verzweiflung. In meinen Nachforschungen möchte ich einerseits den vitalen Ursprung erkunden und frei legen und andererseits den Fesseln dieser Vitalität auf die Spur kommen. Und beides gelingt mit dem Aufspüren des Mysteriösen, Tabuisierten, Verborgenen, Wilden hinter unserer Kultiviertheit und Erziehung. Das Sexuelle in uns Menschen darf und soll in unser Leben integriert werden, uns neugierig machen und unser Erleben bereichern. Und es lohnt sich! Wenn es gelingt, unsere Sexualität zu leben, hält uns dies gesund und länger jung und vital und macht Freude.

Um Sexualität im therapeutischen Kontext zu enttabuisieren war und ist Prof. Dirk Revenstorf ein großes Vorbild für mich. Er ist emeritierter Professor für klinische Psychologie an der Universität Tübingen. Ich freue mich ganz besonders, dass er das Geleitwort zu diesem Buch verfasst hat.

Wien
Dezember 2020

Barbara Laimböck

Danksagung

Mein Dank gilt so vielen Personen. Einige möchte ich hier erwähnen: Hypnosetherapeut*innen, die mich neugierig gemacht haben, allen voran Dirk Revenstorf, Elsbeth Freudenfeld, Gunther Schmidt und so viele andere; Die gesamte SFU Wien und Berlin, wo ich mit Freude unterrichte; Die Sexualmediziner*innen des AKH Wien an deren Kongress ich mitwirke; Die psychosomatische Klinik Eggenburg, wo überaus spannender und kollegialer Austausch mit Fritz Riffer und seinen Mitarbeiter*innen stattfindet; Der Springer-Verlag, besonders Monika Radecki und Esther Dür und deren prompte, kompetente Umsetzung dieses Buchs.

Besonders möchte ich mich bei all meinen Patient*innen bedanken, die mir Einblick in ihr Leben eröffnen, mich immer wieder aufs Neue überraschen und vor allem dafür, dass sie mir vertrauen und weinen und lachen, mir ihre Schmerzen zeigen und ihr Potential erahnen lassen und den Schatz ihrer intimsten Erlebnisse mit mir teilen.

Und ganz besonders dankbar bin ich meiner Familie.

Inhaltsverzeichnis

1 Einleitung — 1

2 Bedienungsanleitung für dieses Buch — 3
2.1 Hypnose und Sex? — 4
2.2 In Trance — 6
2.3 Hypnose nach Milton Erickson — 8
2.4 Ablauf der Hypnose bei sexuellen Störungen — 9

3 Sexuelle Lustlosigkeit — 13
3.1 Nähe und Distanz — 14
3.2 Falsches Selbst — 17
3.3 Balanceakt — 19
3.4 Sex auf Kommando — 20
3.5 Negativ-Trance — 22
3.6 Begehren und Sehnsucht — 24
3.7 Scham — 25
3.8 Wann ist ein Mann ein Mann? — 27
3.9 Performance-Angst — 30
3.10 Angst vor Kontrollverlust — 31
3.11 Perfektionismus – Humanizer — 32

4 Schmerzen beim Geschlechtsverkehr — 41
4.1 Umarmen, halten, streicheln — 42
4.2 Schmerzen und Selbsthypnose — 44

4.3	Übungen	46
	4.3.1 Übung: Beckenboden aktivieren und entspannen	46
	4.3.2 Übung: Atmen	47
	4.3.3 Übung: den eigenen Körper entdecken	47
	4.3.4 Übung: mit einem Finger tasten	47
5	**Vorfreude**	**51**
5.1	Unterbrechen	53
5.2	Improvisieren	60
5.3	Übung: Gemeinsam essen	63
5.4	Unser Gehirn – die erogenste Zone	64
6	**Wie finden wir einander?**	**67**
6.1	Synchronisieren	69
6.2	Blicken	71
6.3	Lächeln und lachen	74
6.4	Schwung holen	76
6.5	Paarübungen bei sexueller Lustlosigkeit	78
	6.5.1 Übung: Witze erfinden	81
	6.5.2 Übung: Bleistift festhalten	82
7	**Erektionsstörungen**	**83**
7.1	Ganzkörpererektion	84
7.2	Hypnose bei erektiler Dysfunktion – Schnecke	85
7.3	Koitus-Verbot	89
7.4	Übung: Wann waren Sie eine Heldin oder ein Held?	91
8	**Orgasmusstörungen**	**95**
8.1	Verzögerter oder ausbleibender Orgasmus	95
8.2	Übung: Klopfen	97
8.3	Vorzeitiger Samenerguss	98
8.4	Kitzeln	100
8.5	Sprechen	103
8.6	Hören	106
9	**Flirten**	**109**

10	**Masturbieren**	113
11	**Musik – Erzittern**	115
	11.1 Ich liebe dich	120
	11.2 Übung: Positiv überfluten	121
12	**Unterwegs zum Orgasmus**	123
	12.1 Orgasmus	124
	12.2 Bist du gekommen?	125
13	**Zusammenfassung**	131
Literatur		133

Über die Autorin

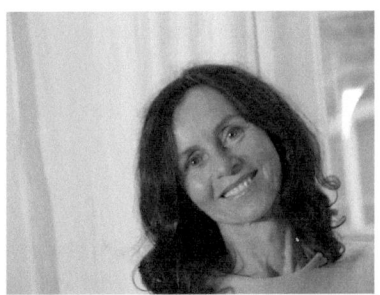

Dr. med. Barbara Laimböck ist Ärztin für Allgemeinmedizin und psychotherapeutische Medizin, Fachärztin für Anästhesiologie und Intensivmedizin, Gerichtssachverständige, Psychotherapeutin für KIP und Hypnose nach Milton Erickson, Lehrbeauftragte der Sigmund Freud Privatuniversität in Wien und Berlin. Immer schon hat sie alles Tabuisierte und Geheimnisvolle interessiert: der Körper des Menschen, sein komplexes Denken und Fühlen und die Kombination von alldem, die Sexualität. Mit dem Medizinstudium und der Ausbildung in Hypnose konnte sie diesen faszinierenden Rätseln auf den Grund gehen. Ihre Erfahrungen in mehr als 30 Jahren Sexualtherapie stellt sie in diesem Ratgeber zur Verfügung. Arbeitsgebiete/Schwerpunkte: Hypnosepsychotherapie bei sexuellen Funktionsstörungen.

1

Einleitung

„Sex sells" … Keine Werbung kommt ohne Sex aus. Aber geht es im richtigen Leben auch um Sex? Ist Sex die Lackmuslösung der Beziehung, die anzeigt, ob sie im sauren oder basischen Bereich ist? Welche Frequenz ist gesund? Bewegen wir uns zwischen Sexsucht und Asexualität?

Die Vielfalt sexuellen Erlebens
Sex – für die Einen eine lästige Pflicht, für die Anderen heiß ersehntes Abenteuer, von frei bis normiert, meist verboten, doch auch oft eingefordert, manchmal heimlich, dann wieder unheimlich öffentlich zelebriert, manchmal beiläufig als casual Sex bis zu mehr oder weniger freiwillig asexuell Lebenden, … eine immense Vielfalt umfasst sexuelles Erleben.

Alles dreht sich um Sex – aber kaum ist die Bahn frei, haben viele Menschen einfach keine Lust. Galt in den 1960er-Jahren Sex vor der Ehe noch als lasterhaft und war bedroht durch unerwünschte Schwangerschaft, so versiegt bei gebannter Gefahr oft die sexuelle Lust. Insbesondere bei Kinderwunsch oder bei großer Performance-Angst erhöht sich der Druck so sehr, dass junge Männer verzweifelt sind, weil sie keine Erektion bekommen. Sosehr sie sich bemühen – oder gerade weil sie sich so bemühen – die Erregung kommt nicht. Dann hilft meist nicht einmal die blaue Wunderpille, um die Erwartungen an den Leistungssex zu erfüllen.

Sexuelle Probleme – so häufig!
Sexuelle Probleme sind außergewöhnlich häufig. Ich war selbst erstaunt, wie viele Menschen jedes Alters, Geschlechts und sexueller Orientierung zu mir zur Therapie kamen und kommen. Meist geht es darum, dass eigene sexuelle Wün-

sche nicht mit denen der Partner*innen korrespondieren. Oder Versagensangst: Intelligente, attraktive, junge und nicht mehr ganz junge Menschen sind verzweifelt und schwören ihrem Sexualleben ab, weil sie sich als Versager*innen fühlen. Langzeitbeziehungen drohen zu zerbrechen, weil er immer „ante portas" ejakuliert. Eine Ehe kann scheitern, weil die Frau wegen ihrer krampfhaften Schmerzen keinen Geschlechtsverkehr haben kann. Ein junger Mann ist verzweifelt, denn seine Frau wünscht sich sehnlichst ein Kind und er ja auch. Aber heute hat sie ihn angerufen und gesagt: „Schatz, heute Abend haben wir Sex und morgen Früh und morgen Abend!" Und er meint: „Das schaff ich nicht und dann weint sie und sie ist wieder nicht schwanger …". Ein anderer Mann hat sich nach einer Trennung frisch verliebt und meint, den Erwartungen der neuen Partnerin nicht entsprechen zu können. Und ein anderer Mann möchte mit seinem Geliebten endlich die aktive Position genießen ohne Versagensangst. Eine Frau ist überarbeitet und erschöpft und rät ihrem Partner, eine Prostituierte aufzusuchen. Eine andere Frau ist ratlos, weil ihr Mann seit der Hochzeit vor einem Jahr keinen einzigen Annäherungsversuch gemacht hat. Ein Paar kommt, weil sie seit zwei Jahren nicht mit einander geschlafen haben und meinen, es wäre wohl wieder an der Zeit. Sorgen und Fragen wie diese quälen: War ich gut? Was hält sie oder er von mir? Bin ich ein guter Liebhaber? Bin ich eine aufregende Geliebte? War der Orgasmus echt? Oh nein, nicht schon wieder! Hoffentlich klappt es heute. Wenn ich nur nicht wieder so schnell komme! Wie sag ich ihr, dass ich keine Lust habe? Wieso hat er kein Interesse mehr an Sex?

Soll ich weiter aufzählen?

Menschen mit diesen sexuellen Themen haben von Hypnose sehr profitiert. Meine Erfahrungen und Interventionen habe ich hier gesammelt. Zusätzlich zu einer ärztlichen und psychotherapeutischen Behandlung können Sie sich die Geschichten selbst vorlesen oder anhören und sie mit allen Sinnen erleben. Und die Paarübungen einfach ausprobieren und die begehrte Person damit überraschen.

Nicht geeignet ist dieses Buch für Personen mit Verfolgungsideen, manischen Zuständen und psychotischen Erkrankungen, aber auch nicht für Menschen, die schwer traumatisiert worden sind (missbraucht oder vernachlässigt). Diese benötigen eine spezifisch auf ihre Krankheit zugeschnittene Therapie und keine Anleitung zur Selbsthypnose. Doch für die Behandlung der unkomplizierten und besonders häufigen Formen sexueller Lustlosigkeit ist sie sehr gut geeignet.

Und nun die guten Nachrichten: Mit (Selbst-) Hypnose haben schon sehr viele Menschen ihre verborgene Kraft und Leidenschaft oder ihre unterdrückte Wildheit befreit. Und Sex ist gesund: Sex ist eine Quelle für Vitalität und um zu spüren, wie man bei einem anderen Menschen mit Leib und Seele angenommen wird und sich letzten Endes auf der Welt lebendig und willkommen fühlt.

2

Bedienungsanleitung für dieses Buch

Inhaltsverzeichnis
2.1 Hypnose und Sex? 4
2.2 In Trance 6
2.3 Hypnose nach Milton Erickson 8
2.4 Ablauf der Hypnose bei sexuellen Störungen 9

Falls Sex ein Thema in Ihrem Leben ist – sei es, weil er zu selten, zu oft, zu frei, zu gehemmt, schmerzhaft oder unbefriedigend, exzentrisch oder gar nicht stattfindet – dann lesen Sie einfach weiter. Vielleicht inspirieren Sie die Fallgeschichten. Vielleicht können Sie sich gut konzentrieren und lesen die Hypnosegeschichten selbst oder hören sich die Texte entspannt an. Es kann sein, dass Sie dösig werden, während Sie meine Stimme hören. Ziel ist es nicht einzuschlafen, aber es kann sein, dass Sie tief gehen und sich tief entspannen. Sie können ruhig an Anderes denken und ganz beiläufig die Stimme in den Hintergrund ziehen lassen. Paradoxerweise wirken nämlich die Botschaften besonders gut, die wir nicht so deutlich hören. Sie brauchen also nicht zuhören, das Wichtige behalten Sie ohnehin ganz von selbst.

Ergänzende Information Die elektronische Version dieses Kapitels enthält Zusatzmaterial, das berechtigten Benutzern zur Verfügung steht https://doi.org/10.1007/978-3-662-62379-4_2. Die Videos lassen sich mit Hilfe der SN More Media App abspielen, wenn Sie die gekennzeichneten Abbildungen mit der App scannen.

© Der/die Autor(en), exklusiv lizenziert durch Springer-Verlag GmbH, DE, ein Teil von Springer Nature 2021
B. Laimböck, *Guter Sex dank Selbsthypnose*, https://doi.org/10.1007/978-3-662-62379-4_2

… aber keine technischen Tipps

Ich weiß, woran Sie jetzt denken könnten … nein! Sie werden nichts über sexuelle Techniken, Stellungen oder irgendwelche Tricks erfahren, um extrem lange eine Erektion zu haben oder um serienweise Orgasmen zu erleben. Es geht einfach darum, die Phantasie anzuregen und die erogene Zone des Gehirns zu aktivieren. Dies ist besonders hilfreich bei sexueller Lustlosigkeit. Dann beschäftigen wir uns mit Schmerzen beim Geschlechtsverkehr und wie Sie diese beruhigen und erleichtern können. Anschließend leite ich Sie zur Selbsthypnose bei Erektionsstörungen, vorzeitigem Samenerguss und verzögertem oder ausbleibendem Orgasmus an. Dafür habe ich in meiner Tätigkeit mit ärztlicher Hypnose Geschichten und Texte zur Autosuggestion gesammelt und aufgeschrieben. Vielleicht regen Sie die Paarübungen zum lustvollen Spielen an. Das Rätsel sexueller Leidenschaft wird sich nicht lösen, aber vielleicht entwirrt sich, was im Netz von Gewohnheit und Angst gefangen ist.

2.1 Hypnose und Sex?

Der (selbst-)hypnotische Ansatz der Therapie sexueller Funktionsstörungen ist sehr effektiv. Warum? Sexuelle Lust ist tief in entwicklungsgeschichtlich uralte Bereiche des Gehirns eingeschrieben. Kognitiv und durch intellektuelle Gespräche kann Lust nicht aktiviert werden. Problemorientierte Paargespräche sind auch kein Aphrodisiakum. Denn zum Menü der Lust gehören viele Zutaten: sich fürsorglich um einander kümmern und sorgen, einander suchen und herbeisehnen, ein Funke Angst, ein Hauch von Aggression und ganz viel Spiel gewürzt mit Humor. In individueller Dosis sind dies die Hauptzutaten für lustvollen Sex.

Die persönliche sexuelle Revolution

Die persönliche sexuelle Revolution wird eingeleitet, indem Kontrollinstanzen im Gehirn weniger aktiv werden. Alte Warnungen wie „Sex ist schmutzig", „Sex muss man über sich ergehen lassen", etc. werden in Trance verändert. Performance-Angst und die quälende Frage „Bin ich gut genug?" werden in Vorfreude und Sinnlichkeit verwandelt, Ärger und Langeweile spielerisch modifiziert. Elsbeth Freudenfeld und Dirk Revenstorf (2016, S. 115) betonen in ihrem Buchbeitrag die ähnlichen Bewusstseinszustände von Hypnose und Sexualität und schreiben pointiert: „Sex als Trance". Denn sowohl während einer Hypnose als auch während des erotischen Erlebens sind Körpergefühl und Wahrnehmung geschärft, oft vermischen sich Sinnesebenen und das

Zeiterleben verändert sich. Außerdem kommen viele Menschen sowohl beim Sex als auch während der Hypnose in einen Flow-Zustand. Vielleicht kennen Sie den besonderen Zustand einer Trance auch aus dem Alltag: Gefühle von Absorption erleben viele Menschen beim Lesen eines mitreißenden Buchs oder beim intensiven Hören von Musik und ganz besonders beim eigenen kreativen Gestalten. Wir kippen in das Werk hinein und verlieren für kurze Zeit den Bezug zur äußeren Realität. Viele Menschen finden diesen Zustand bei Meditation oder Gebeten, Kunstgenuss oder Yoga. Angst und Stress werden reduziert und der Fokus liegt auf dem aktuellen Erleben. Lust auf Neues, Exploration, Appetit und Genuss steigern sich.

Hypnose
Die therapeutischen Effekte von Hypnose sind gut abgesichert. Zu Unrecht setzen manche Menschen Hypnose gleich mit Willenlosigkeit, Tricks und Showhypnose. In Trance verändert sich die Wahrnehmung und Bewertung all dessen, was rund um uns und in uns zu spüren ist. Zum Beispiel wird das Farb- und Bilderleben in Trance gesteigert. Aktuelle Empfindungen und die Fähigkeit zu imaginieren werden intensiviert. So wird das Erleben leidenschaftlich. Aus diesem Grund eignet sich Hypnose besonders gut zur Behandlung von sexuellen Funktionsstörungen. Wir beobachten dann nicht mehr so sehr die eigenen Handlungen und den eigenen Ausdruck, sondern gehen auf im Tun. Außerdem können Störungen ausgeblendet werden, z. B. Schmerz, Unlust oder störende Geräusche (vgl. Revenstorf und Peter 2015). Dadurch gelingt freies Experimentieren mit eigenen Potentialen spielerisch, denn einerseits sind wir in Trance fokussiert und konzentriert und andererseits entspannen wir uns. Dadurch sinkt der Blutspiegel von Stresshormonen ab (vgl. Bongartz 1996). Der Abfall der Stresshormone führt zur besseren Durchblutung der Genitalien und verstärkten Erregung. Die hypnotische Entspannung und ein Gefühl von Sicherheit aktivieren den Parasympathikus. Außerdem setzt man in Trance Oxytocin frei und die Herzratenvariabilität wird erhöht. Die Herzratenvariabiliät ist ein Indikator für die Fähigkeit, die Herzfrequenz den körperlichen und mentalen Anforderungen anzupassen. Ist sie groß, verstärkt dies das Gefühl von Vitalität. Das erleichtert die körperliche Erregung. Außerdem wird in der Entspannung mehr NO (Stickstoffmonoxid) freigesetzt, was die Durchblutung und das Anschwellen von Schamlippen und Penis verstärkt. Dadurch wächst das Gefühl für Selbstwirksamkeit und das Selbstbild als lustvoller und erotischer Mensch. Als Gegenpol zur Selbstdefinition als mangelhaft, impotent oder frigide werden eigene gesunde und erotische, lustvolle Anteile erlebt. Liebevolle Kommunikation mit dem eigenen

Körper ist ein Gegenpol zu früheren oder irgendwann erfahrenen Abwertungen. Angst vor dem Unbekannten verwandelt sich in Neugier. Sich gleichzeitig entspannen und konzentrieren ist vereinfacht gesagt das Geheimnis von (Selbst-)Hypnose. Dadurch gelingt es, gewohnte Muster zu unterbrechen und Körperspannung, Puls und Atmung zu beeinflussen. Dies beeinflusst körperliches Erleben und ist bei Sexualtherapie mit Hypnose außergewöhnlich wirkungsvoll. Imaginationen von befriedigendem sexuellen Erleben werden ins innere Erleben der aktuellen Beziehung übersetzt. Nachträglich können negative Erfahrungen verändert und umgedeutet werden. So können Störungen und Symptome transformiert und Ressourcen entdeckt und erschlossen werden.

Vieles gelingt durch Nachdenken und Verstehen nicht besser, sondern schlechter – wie Einschlafen: Je schneller ich einschlafen will, weil ich am nächsten Tag früh aufstehen muss und ganz viele Termine habe, desto schwerer fällt es mir und desto munterer werde ich. Und ähnlich verhält es sich beim Sport: Will ich besonders locker den Tennisschläger schwingen, verkrampfe ich mich. Und beim Sex? Nachdenken, Analysieren und Bewerten sind anstrengend und „kopflastig" und behindern Leidenschaft. In Selbsthypnose ist es wichtig, viele Sinnesqualitäten zu erforschen: Wie sieht es aus? Wie schmeckt es? Wie riecht es? Wie fühlt sich diese Berührung an? Dies erleichtert das Erleben mit allen Sinnen und verstärkt die Wirkung. Auf diese Sinnesqualitäten lenkt die hypnotisierte Person die Aufmerksamkeit, weg von der unmittelbaren Umgebung und kognitiven Evaluation, dafür hin auf die Empfindung. So tauchen wir in innere Erfahrungen, Gefühle und Vorstellungen ein und neue Perspektiven öffnen sich. Mit Suggestionen, Analogien, Wortspielen und Imaginationen entsteht meist ein beschwingtes, erfolgreiches oder mutiges Gefühl.

2.2 In Trance

Hypnotisierbarkeit korreliert mit der Fähigkeit sich zu konzentrieren und fokussieren und ist kein „alles-oder-nichts-Phänomen", sondern verläuft auf einem Kontinuum. Fast alle Menschen können bis zu einem gewissen Grad in Trance gehen. Sie erreichen durch Selbsthypnose einen entspannten, fokussierten Zustand und können die Umgebung vorübergehend ausblenden. Diesen Zustand nutzen Sie beim Lesen oder Anhören der Trancetexte. So können Sie Metaphern und Geschichten zu unterschiedlichen sexuellen Themen als innere Bilder in Selbsthypnose wachrufen und mit allen Sinnen erleben. Dies ist sinnvoll, um sich durch lustvolle Erinnerungen oder Sehnsucht zu stimulieren. Die tiefe Entspannung ist gut um Ängste zu lösen und aus dem Teufelskreis von Angst und Verspannung auszusteigen. In unserem Erleben ist der Unterschied gering, ob wir eine Erfahrung real oder in der Vorstellung machen. Erinnerungen und Imaginationen können genauso intensiv sein wie das, was wir in der äußeren Realität wahrnehmen. Auch eigene Bewegungen und Handlungen werden im Gehirn ähnlich repräsentiert wie deren intensive Vorstellung. Beim Sport werden Bewegungsabläufe mit Hilfe von Imaginationen flüssig und schwungvoll verinnerlicht. Warum nicht auch Erotik und Sexualität imaginieren und Bewegungen, aber auch Farben, Formen und Düfte intensiv erleben? So verringern sich störende Einflüsse, wodurch Erleben und Genießen maximiert werden. Beginnen wir damit, uns auf den Atem zu konzentrieren. Dies beruhigt und stärkt den Fokus auf sich selbst. Dazu lesen Sie den **Hypnosetext Atmen**. Lassen Sie sich Zeit, wenn Sie den Text lesen. Oder vielleicht liest Ihnen jemand Vertrauter den Text vor. Die drei Punkte sind für ausgiebige Atempausen vorgesehen. Oder Sie hören stattdessen diesen Podcast (Abb. 2.1). Da spreche ich den Text, in dem es um Entspannung durch achtsames Atmen geht.

> Bitte hören Sie den Podcast NICHT beim Autofahren oder wenn Sie sehr konzentriert beschäftigt sind, sondern am besten zum Entspannen im Bett.

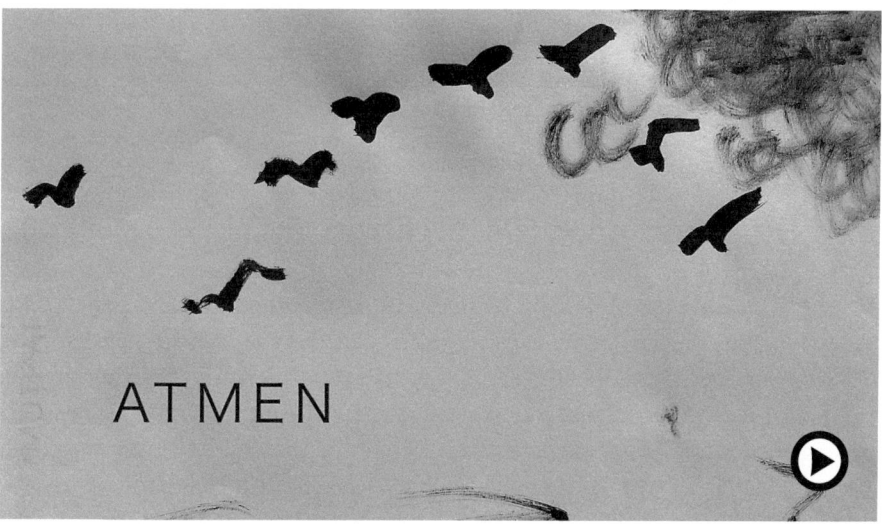

Abb. 2.1 Atmen (▶ https://doi.org/10.1007/000-23j)

> **Atmen**
>
> *Atmung ist ein wichtiges Regulativ für unsere Emotionen. Tiefes, langsames Atmen kann sehr beruhigend sein.*
>
> Machen Sie es sich bequem … in dem angenehmen Gefühl, jede Hypnose ist eigentlich Selbsthypnose … sich selbst in einen angenehm entspannten und zugleich fokussierten Zustand bringen … können Sie die Augen schließen … und gleichzeitig die Aufmerksamkeit zu Ihrem Atem … fließen lassen … so, wie es angenehm ist für Sie … in all dieser Gelassenheit sich selbst ausruhen lassen vom Alltag … und sich Zeit nehmen für das, was wichtig ist … für sich selbst, für Ihr Atmen. Und dann stellen Sie sich einfach einmal darauf ein, wie Sie atmen … durch den leicht geöffneten Mund atmen Sie ein … und durch die Nase atmen Sie wieder aus … ein paar erfrischende Atemzüge, die Sie neugierig machen … Und dann stellen Sie sich vor, Sie atmen durch ein Nasenloch ein und durch das andere aus … und beim nächsten Atemzug durch das andere Nasenloch einatmen und durch das eine wieder ausatmen. Ganz angenehm in Ihrem Rhythmus ein und aus in Ihrem Rhythmus … Und achten Sie darauf, wie sich die Luft anfühlt beim Einatmen und beim Ausatmen. Vielleicht ist sie beim Einatmen ein bisschen kühler als beim Ausatmen und beim Ausatmen strömt die Luft ein bisschen wärmer wieder aus Ihrem Körper heraus … Dieses angenehme Ein- und Aus … in Ihrem Rhythmus … wie der Philosoph Han meint: Einatmen … ich komme an in meinem Körper – ausatmen … ich bin zu Hause … sodass ein angenehmes Gefühl von Geborgenheit Sie durchströmt … mit jedem Atemzug mehr und mehr … Und wenn Sie möchten, dann lassen Sie Ihre Augen diese Bewegung der Luft beim Atmen begleiten … vielleicht wie eine Pendelbewegung hin und her oder wie ein Halbkreis … ganz angenehm Ihre Atmung wie von selbst … gut versorgt sein mit allem, was sie brauchen … und sich all die Zeit geben und all den Raum … die gut sind für Sie … ganz von selbst … selbständig … sich auf die Suche machen … was so angenehm in Ihnen so gut versorgt ist … Ihr innerer Raum, Ihr Innenraum … sich gut anfühlt … und alles da ist, was Sie brauchen … mit jedem Atemzug gut versorgt … kommen Sie dann in Ihrem Tempo … vielleicht mit einem Gähnen … wieder zurück … kraftvoll und sicher … ausgeruht und stark … Jede Faser Ihres Körpers ist erfrischt und munter … sodass Sie wieder ganz da sind.

2.3 Hypnose nach Milton Erickson

Hypnose nach Milton Erickson ist nicht direktiv und autoritär wie die klassische Hypnose. Sie gibt keine Anweisungen oder Befehle, sondern bezieht ihre Wirkung indirekt und über Geschichten und die Kraft der Vorstellung. So führt die hypnotisierte Person stets selbst Regie. Milton Erickson hat den Satz geprägt: „Meine Stimme begleitet Sie überall hin" (Zeig 2018). Einer meiner Patienten erzählte mir, dass er sich vorstellt, wie ich im Lehnstuhl sitze und zustimmend nicke, wenn er mit seiner Frau Sex hat. So kann er mein Wohlwollen und die stärkenden Erfahrungen der Hypnose nutzen für seine Kraft und entspannte Wildheit und Lust mit seiner Frau.

Erickson geht davon aus, dass jeder Mensch bereits Potentiale für die Lösung seines Problems in sich trägt. Krankheiten und Symptome werden nicht bekämpft, ausgerottet oder ausgetrieben. Um deren Botschaft zu ergründen, wird das Symptom befragt. Dadurch kann es als Ressource zur Veränderung genutzt werden. Viele Menschen kennen den Zustand einer Trance vom hingebungsvollen Lesen oder intensiven Genießen von Musik oder bei heftiger Verliebtheit. Auch da kreisen unsere Gedanken unentwegt um die andere Person, wir gehen wie in Trance, wenn wir zu einem Ort kommen, an dem wir mit ihr gemeinsam waren. Wir sind vollkommen absorbiert von der geliebten Person, jedes Lied, jeder Ort, jede Berührung, jeder Duft, der uns an sie erinnert, entfaltet sich in unserem Erleben und löst eine Kaskade von Imaginationen und körperlichen Erlebnissen (somatischen Markern) aus. Das Gefühl von „walking entranced" mit Herzklopfen und strahlendem Gesicht unterwegs zur geliebten Person gehört wohl zu den bewegendsten Augenblicken von Sehnsucht, Anziehung, Fokussierung und Absorption, bei dem man auch gegen einen Laternenmast laufen kann oder entdeckt, dass man versehentlich mit Hausschuhen auf die Straße gegangen ist.

Solche kleinen Fehlleistungen während heftiger Verliebtheit können vorkommen, wir sind aber trotzdem nicht willenlos – weder wenn wir verliebt sind, noch wenn wir in Trance sind.

Die Angst mancher Menschen, sie seien in einer Trance vollkommen ausgeliefert, ist unbegründet. Die Hypnose nach Milton Erickson ist ein natürlicher Zustand. Wie beim Hören von Musik sind wir absorbiert und geben uns ganz dem Klang und Rhythmus hin und erleben einen Zustand erhöhter Fokussierung und Konzentration, während äußere Einflüsse wie beispielsweise Straßengeräusche in den Hintergrund treten. In der Sexualtherapie vertiefen wir unsere Sinnlichkeit und Neugier und öffnen uns für Imaginationen und intensivieren sexuelles Genießen.

2.4 Ablauf der Hypnose bei sexuellen Störungen

Ein Beispiel soll erleichtern, sich Selbsthypnose anhand dem Erzählen von Geschichten vorzustellen:

Besonders Kinder lieben Erzählungen und Märchen und diese haben eine starke Wirkung auf sie. Indem sie ihre eigene Geschichte erzählen fügen viele Menschen ihre Erfahrungen zu einem sinnvollen Ganzen und identifizieren sich mit diesen Narrativen. Märchen erleichtern es uns, Erinnerungen der ersten Lebensjahre zu wecken. Dadurch können – ausgelöst durch einen ähnlichen Kontext – emotionale Signale an unser bewusstes Gedächtnis gesendet werden. So bilden Märchen eine Brücke zwischen den körpernahen und den beschreibenden Erinnerungen. Vielleicht fällt Ihnen dazu etwas ein: „Welches war Ihr Lieblingsmärchen? Was gefällt Ihnen so gut an der Heldin oder am Helden? Mit welchen Eigenschaften der Held*in können Sie sich gut identifizieren?" Berühmt für ihre lebensrettenden Geschichten ist Sheherazade. Ohne hier auf die Verwandtschaft zum Wesir einzugehen, erzähle ich kurz ihre Kunst, ihn in Trance zu versetzen: „Der persische Wesir wurde von seiner Gattin betrogen – noch dazu ließ sie sich mit einem Sklaven ein. Daraufhin war der Wesir so wütend und enttäuscht, dass er sich schwor, nie wieder werde ihn eine Frau betrügen. Er beschließt, jeden Tag eine neue Frau zu heiraten, die er am nächsten Morgen töten lässt. Um diesem Schicksal zu entgehen, erzählt ihm seine frisch angetraute Frau Scheherazade Geschichten. An einer spannenden Stelle unterbricht sie und erzählt erst am nächsten Tag weiter um dann aber wieder die Spannung zu steigern und zu unterbrechen. So erzählt sie 1001 Nächte. Dann hat sie bereits drei Kindern des Wesirs auf die Welt gebracht. Und die Mutter seiner Kinder, die ihn so klug von ihrer Treue überzeugt hat, kann der Wesir nicht töten." Übrigens nutzen Serien genau den Effekt, mit dem Sheherazade ihr Leben gerettet hat: An der spannenden Stelle kommt es zum Bruch, zum Ende dieser Sendung (Cliffhanger). Und wir fiebern darauf, die nächste Folge zu sehen. In der Zwischenzeit phantasieren wir alle möglichen Varianten der Fortsetzung. Auf diese indirekte Art wächst die Neugier darauf, wie es weitergehen könnte. Cliffhanger üben einen starken Reiz aus. Zwei Mitarbeiterinnen des Gestaltpsychologen Kurt Lewin haben nachgewiesen was passiert, wenn wir bei einer Tätigkeit unterbrochen werden: 1. Man erinnert sich besser an unterbrochene Handlungen als an vollendete. 2. Man ist motiviert, eine begonnene Handlung zu vollenden, bei der wir unterbrochen wurden. Diese Effekte sind ideal, um beim Liebesspiel den Reiz zu erhöhen. (Mehr dazu im Abschn. 5.1).

Kurz gesagt: Selbsthypnose verändert unsere Erwartungen und unsere Einstellung gegenüber dem, was auf uns zukommt. Auch Ängste entstehen ja meist nur durch Vorstellungen. Die meisten Menschen sind sehr geschickt im detaillierten Ausmalen von Katastrophenszenarien. Und dies führt in eine Negativ-Trance und blockiert unsere Vitalität, Leidenschaft und sexuelle Lust. Mit praktischen Übungen und einer zielorientierten Trance soll das sinnliche Erleben und die Überzeugung vom Gelingen aktiviert werden. Das ist lustvoll, spannend, stärkt und macht Mut!

Außerdem unterstützt Hypnose andere Behandlungen wie Gymnastik für den Beckenboden. Die Wirkung der Hypnose auf den Körper kann gut über Akupunkturpunkte erlebt werden. Diese werden imaginativ stimuliert. Über die Kraft der Stimulation bestimmter Meridiane können Sie jetzt den Podcast anhören (Abb. 2.2) oder den Text lesen.

2 Bedienungsanleitung für dieses Buch

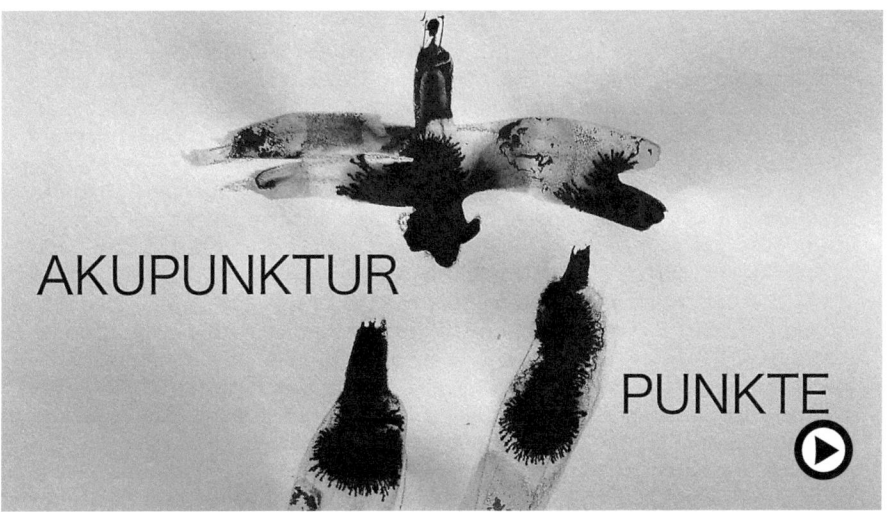

Abb. 2.2 Akupunkturpunkte (▶ https://doi.org/10.1007/000-23h)

Bitte hören Sie die Podcasts NICHT beim Autofahren oder wenn Sie sehr konzentriert beschäftigt sind. Am besten hören Sie sie zum Entspannen im Bett.

Akupunkturpunkte

In der traditionellen chinesischen Medizin spielt die Akupunktur eine wichtige Rolle … und das Gefühl potent und stark zu sein war auch im alten China begehrt und ersehnt … und deshalb haben die chinesischen Ärzte Punkte gefunden, die gut sind für die Durchblutung des Beckens und für den Energiefluss im Becken.

Spannen Sie jetzt 10 Sekunden Ihren ganzen Körper an – alle Muskeln fest anspannen: 1 2 3 4 5 6 7 8 9 10 – und dann entspannen Sie sich – genau – den ganzen Körper entspannen … schwer werden lassen … und während Sie es sich bequem machen, achten Sie darauf, wie Ihre Hände sich entspannen bis in die Fingerspitzen … wie sie neben Ihrem Körper liegen oder auf Ihrer Bauchdecke liegen, sich ausruhen … ganz allmählich … und wie die Bauchdecke sich hebt und senkt in Ihrem Rhythmus und die Hände sich heben und senken indem sie es sich einfach gemütlich machen auf Ihrer Bauchdecke … ganz selbstverständlich … selbstverständlich selbständig Sie selbst sein …

Machen Sie es sich einfach bequem und entspannen Sie sich auf Ihre Art und Weise … während Sie Ihre Aufmerksamkeit zu Ihrem Bauch und Ihrem Becken wandern lassen … ganz allmählich tief hinunter zu Ihrem Bauchnabel und Ihrem Becken … mit dem unbewusst bewussten Wissen um die Kraft und Potenz Ihres Körpers … Und dem geheimnisvollen Wissen aus dem alten China … ganz be-

stimmte Punkte unseres Körpers … Die die Meridiane bilden … Energiebahnen unseres Körpers …. und man muss diese Punkte nicht einmal mit Nadeln stechen … es ist gut, sie einfach gedanklich zu stimulieren … das wirkt so gut … sich einfach vorstellen, diese Punkte zu berühren, zu massieren … zärtlich oder fest und stark … ganz so, wie es Ihnen angenehm ist … um Ihr Becken, Ihre Hüften, Ihre Lenden zu aktivieren und gut durchbluten lassen … und für eine standhafte Erektion … und für eine angenehm durchblutete Klitoris und Schamlippen …. Und dafür gibt es Punkte: Der Punkt zwei Querfinger unter dem Nabel heißt „Meer der Energie" … gehen Sie mit Ihrer Aufmerksamkeit zu diesem Punkt …. Zwei Querfinger unter Ihrem Nabel. Dieser Punkt heißt auch: „Meer der Zeugungsfähigkeit". Meer der Zeugungsfähigkeit, Meer der Energie … als ob dieser Punkt ganz angenehm berührt wird … mit einer Fingerkuppe … mit einer Zungenspitze berührt … Und dann gibt es das sakrale Erektionszentrum, das Lustzentrum des Kreuzbeins … es liegt in einem auf der Spitze stehenden Dreieck … wie ein Dreieck, das das Kreuzbein umkreist und umspielt. Und stellen Sie sich darauf ein, dass zwischen dem Meer der Energie zwei Querfinger unter Ihrem Nabel und dem auf der Spitze stehenden Dreieck Ihres Kreuzbeines alles gut durchblutet ist, wie ein Strom aus Energie … in der chinesischen Medizin fließt ein Strom von Energie zwischen diesen Bereichen Ihres Körpers … ganz angenehm … Und dann gibt es noch einen Punkt … der liegt am Damm zwischen After und Vulva bzw. Peniswurzel. Da, wo man aufsitzt beim Reiten … Am Damm … und stellen Sie sich darauf ein, wie diese drei Bereiche kommunizieren, wie Wärme und Kraft zwischen diesen Punkten zirkulieren … das Becken durchströmen und um diese Punkte kreisen. Und wenn Sie möchten und wenn es Ihnen angenehm ist … lassen Sie eine schöne energiegeladene Farbe fließen von einem Punkt zum nächsten … erlauben Sie sich, diese Wärme und Kraft und Durchblutung Ihres Beckens zu spüren … Und wenn Sie möchten, lassen Sie sie intensiv werden … ganz allmählich intensiv werden lassen … Und Ihr Körper behält all das, was für Sie wichtig ist und Ihr unbewusster Verstand behält all das, während Ihr bewusster Verstand das alles ruhig wieder vergisst … beginnen Sie sich wieder zu bewegen, dehnen und strecken, so, wie Sie Lust haben und in Ihrem Tempo … orientieren Sie sich wieder nach außen … mit dem tiefen inneren Wissen … Ihr Körper macht das alles ganz von alleine … während Ihr bewusster Verstand JETZT wieder hellwach und frisch und munter ist.

3

Sexuelle Lustlosigkeit

Inhaltsverzeichnis

3.1	Nähe und Distanz	14
3.2	Falsches Selbst	17
3.3	Balanceakt	19
3.4	Sex auf Kommando	20
3.5	Negativ-Trance	22
3.6	Begehren und Sehnsucht	24
3.7	Scham	25
3.8	Wann ist ein Mann ein Mann?	27
3.9	Performance-Angst	30
3.10	Angst vor Kontrollverlust	31
3.11	Perfektionismus – Humanizer	32

Zwar werden wir täglich durch Werbung und Internet mit sexuell aufreizenden Botschaften konfrontiert – doch parallel dazu sinkt der erotische Appetit. Partnerschaftlicher Sex wird weniger, während häufiger masturbiert wird. Nach einer Studie der Universität Göttingen von 2005 hatten 1/6 aller in einer Beziehung lebenden Frauen und Männer vier Wochen gar keinen Sex, fast die Hälfte weniger als einmal pro Woche. Eine große Studie (PRESIDE-Studie: Shirfren et al. 2008, S. 112) zeigt, dass 44,2 % der Frauen unter

---

Ergänzende Information Die elektronische Version dieses Kapitels enthält Zusatzmaterial, das berechtigten Benutzern zur Verfügung steht https://doi.org/10.1007/978-3-662-62379-4_3. Die Videos lassen sich mit Hilfe der SN More Media App abspielen, wenn Sie die gekennzeichneten Abbildungen mit der App scannen.

sexuellen Problemen leiden. Am häufigsten wurde von 38,7 Prozent der Befragten vermindertes Verlangen genannt. Erregungs- (26,1 %) und Orgasmusstörungen (20,5 %) traten seltener auf.

Lustlosigkeit ist das bei weitem häufigste sexuelle Problem. Wenn medizinische Ursachen ausgeschlossen bzw. behandelt worden sind, konzentriert man sich auf die psychischen Faktoren. Beziehungsprobleme können sowohl die Ursache als auch die Auswirkung von Lustlosigkeit sein. Diese wird aber erst dann zum Problem, wenn beide Beteiligte unterschiedlich viel Lust haben. Die Behandlung der Ursache ist wichtig. Bei Depressionen fehlt die Lust insgesamt. Außerdem wird sexuelle Begierde gebremst durch Selbstwertprobleme, Unsicherheit oder Perfektionismus betreffend eigenem Aussehen und eigener Performance. Ängste, Scham, manchmal auch Schuldgefühle hemmen das sexuelle Interesse oft so sehr, dass nicht einmal erotische Phantasien auftauchen. Und des passiert auch bei Paarkonflikten, allen voran Verachtung, überkritisches Verhalten oder Rückzug und Mauern. Hier ist es wichtig, die Karten neu zu mischen und aus gewohnten Mustern auszusteigen. Dazu will ich Sie ermutigen. Nach den Flitterwochen wird die Lust allmählich weniger. Doch sie kann wieder spielerisch und mit Hilfe der mächtigsten erogenen Zone – der Phantasie – aktiviert werden, sodass wir uns kühn und verwegen der oder dem Liebsten annähern. Dadurch gelingt es, auf erotische Reize zu fokussieren und sich selbst sexy zu fühlen. So steigern sich Verlangen und Begierde. Ein zentraler Aspekt dabei ist die Regulation von Nähe und Distanz.

3.1 Nähe und Distanz

Warum ist es so wichtig, Nähe und Distanz zu regulieren?

Zu viel Nähe kann langweilig werden und zu einer klaren Hausordnung mit stereotyper Abfolge und klaren Spielregeln führen. Die Lösung? Wir wollen eingefahrene Muster ändern und Spannung und Abenteuer aktivieren. Dadurch können Sehnsucht, Neugier und Spannung erhalten bleiben oder zwischendurch überraschend aufblitzen. Und wir lassen uns Zeit, den Appetit zu intensivieren und begnügen uns mit einem kleinen Gaumenkitzel bevor der nächste Gang kommt und irgendwann erst das Dessert.

Zu wenig Nähe verunsichert und führt zu Versagensangst, Angst vor Kontrollverlust und Scham. Ein Überschuss an Angst sollte begrenzt werden. Hier ist es wichtig, Intimität und Vertrauen in sich selbst und die andere Person zu stärken. In einem japanischen Gedicht wird die Balance von Freiheit der Phantasie und Nähe der Körper so ausgedrückt: Gleiches Bett, verschiedene Träume.

Marlene und Andrea – zu sehr angeglichen Zwei junge Frauen wirken auf den ersten Blick wie Zwillingsschwestern – doch sie sind ein Liebespaar. Beide tragen die gleiche Frisur und die gleiche saloppe Kleidung. Beide arbeiten in derselben Branche. Sie haben denselben Tagesablauf, stehen gemeinsam auf, frühstücken gemeinsam, fahren gemeinsam zur Arbeit und danach wieder nach Hause, essen gemeinsam und schlafen neben einander. In der Früh erzählen sie einander ihre Träume. Es gibt kein Geheimnis. Doch ihre intensive Nähe erstickt Begehren. Blicke auf Rivalinnen werden eifersüchtig hinterfragt. Sind sie dann doch einmal bereit für Intimitäten, diskutieren sie, wie Sex ablaufen soll. Sie vereinbaren, wer die weibliche, wer die männliche Rolle einnimmt. Darüber können sie sich manchmal nicht einigen, sodass sie enttäuscht nebeneinander schweigen.

Manchmal nimmt zu viel Nähe die Luft zum Atmen. Wechselseitiges Angleichen führt dazu, dass zwar im Alltag weniger Diskussionen entstehen aber um den Preis, auf etwas Eigenes zu verzichten. So kommen sie in eine Patt-Situation, wo sie einander zwar nicht Matt setzen, aber in der Entwicklung blockieren. Und das wird à la longue langweilig. David Schnarch (2009) vergleicht diese Paare mit zwei ineinander verschmolzenen Kerzen. Sexuelle Intimität bedeutet, sich der Partnerin oder dem Partner so zuzumuten, wie man ist und sich selbst treu zu bleiben. Unterschiede zwischen beiden sind dann keine Kränkung mehr, sondern eine willkommene Abwechslung. Intimität entsteht nicht durch Ausradieren der Unterschiede und absolute Harmonie, sondern indem wir uns dem Konflikt stellen – und ihn zur Veränderung nutzen. Sich weiter entwickeln bedeutet aber auch, eigene Ängste zu ertragen und sich in unbekannte Regionen und unvertrautes Verhalten vorzuwagen. No risk, no fun. Denn indem sie einander eifersüchtig bewachen, dürfen sie zwar sicher sein, dass es nicht zum Seitensprung kommt – dafür gäbe es ja gar keine Möglichkeit. Doch ein angestrengt verhinderter Seitensprung ist umso mehr in der Phantasie präsent. Und diese Phantasie wird bunt und wild und leidenschaftlich ausgemalt. Im Gegensatz dazu wirkt die aktuelle Beziehung schal und in Ketten gelegt. Dann hilft es, die beiden verschmolzenen Kerzen sachte auseinander zu lösen und sich zu distanzieren. Spannung kann erst dann wieder entstehen, wenn beide die Unterschiedlichkeiten neu entdecken und daran Spaß haben. Als sie das begreifen, überwinden sie sich, gelegentlich getrennt ein Wochenende oder einen Urlaub zu verbringen. Dadurch übernehmen sie wieder mehr Verantwortung für sich selbst und bemühen sich weniger, den wechselseitigen Vorstellungen und Erwartungen zu entsprechen.

Den Tagesablauf ganz allein gestalten kann sehr befreiend sein. Dann werden sie auch wieder neugierig auf neue Kontakte und auf Unbekanntes. Und dann kann es vorkommen, dass sie einander vermissen. Und bei Marlene und Andrea war das schon lange nicht mehr der Fall! Sehnsucht, Ungewissheit und Wiedersehensfreude sind prickelnd. Dann gelingt es, das Begehren anderer zu nutzen, um das eigene wieder zu entdecken. Verlustangst und Eifersucht können ausbalanciert werden mit Monotonie und Überdruss. Das Kunststück, diese Balance zu finden, fordert jedes Paar heraus, das lange miteinander die Freuden der Sexualität teilen möchte. Eine gute Distanz steigert die erotische Spannung wie ein Gummiring an dem beide ziehen. Interessiert ziehen sie an und bleiben achtsam, dass es nicht reißt. Der aufmerksame Kontakt intensiviert die Lust. Dann kann Eifersucht durchaus stimulierend wirken. Mit Stolz und Anerkennung beobachten sie, wie irgendwelche Bewunderinnen die Partnerin umringen. Auch durch dieses Spiel über die Bande steigert sich eigenes Begehren. Und sie können wieder einmal ein Date miteinander vereinbaren und flirten oder in Rollenspielen neue Verhaltensmuster erproben.

Bereits Arthur Schopenhauer (1851/1965, S. 765) hat sich Gedanken zum schwierigen Austarieren von Nähe und Distanz gemacht und die Parabel „Die Stachelschweine" geschrieben. Darin geht es um eine Gruppe Stachelschweine, denen kalt ist. Um nicht zu frieren, rutschen sie nahe zu einander. Doch dann schmerzen die Stiche der Stacheln. Daher rücken sie wieder weg von einander. Doch dann frieren sie. So rücken sie näher und wieder weiter weg bis sie eine angenehme Nähe gefunden haben. Schopenhauers Geschichte etwas abgewandelt ergibt die der „Zwei Igel" (Abb. 3.1)

> Bitte hören Sie die Podcasts NICHT beim Autofahren oder wenn Sie sehr konzentriert beschäftigt sind. Am besten hören Sie sie zum Entspannen im Bett.

Nähe und Distanz: Zwei Igel

Die Wünsche von Paaren in Bezug auf Nähe und Distanz sind nicht immer synchron.

Machen Sie es sich so angenehm und schön gemütlich … so, wie Sie vielleicht früher als Kind gerne Geschichten gehört haben … Und Sie brauchen gar nicht zuhören, während ich Ihnen die Geschichte der beiden Igel erzähle. Denn das, was für Sie wichtig ist, behalten Sie ohnehin ganz von selbst … ganz von selbst zur Ruhe finden, zu sich selbst finden … und ganz angenehm mit jedem Atemzug tief und tiefer gehen, den Körper schwer werden lassen und in der angenehmen leichten Schwere mit jedem Atemzug sich mehr und mehr wohlfühlen und entspannen … während Sie vielleicht schon neugierig sind auf die beiden Igel ….
Zwei Igel … Es ist Herbst – die Nächte werden kühl und lang – zwei Igel gehen

> durch den Garten. Das Laub raschelt, der Mond scheint … sie begegnen einander … der Mond leuchtet … sie verlieben sich in einander. Es ist so schön, gemeinsam durch den Garten zu gehen. Als der Morgen graut, wollen sie schlafen und rücken nahe zu einander. Wie angenehm ist es an einem kühlen Herbsttag so nahe an einander gekuschelt zu sein und die Wärme des anderen zu spüren. Da rückt der eine Igel noch etwas näher heran um sich noch mehr zu wärmen, aber einer seiner Stacheln sticht den anderen und der erschrickt und rückt weg. Doch nun pfeift wieder der Herbstwind durch die Stacheln und der eine friert. Und deshalb rückt er wieder näher, aber den anderen schmerzt der Stich und er entfernt sich. So geht das hin und her bis sie eine gute Nähe gefunden haben, sodass der eine nicht friert und einen guten Abstand hat und der andere keine Stiche spürt. Und so ist das auch bei uns Menschen – manchmal suchen wir jahrelang bis wir den guten Abstand gefunden haben. … Und vielleicht hat Ihr Körper JETZT wieder das Bedürfnis, sich zu bewegen – dehnen Sie sich und strecken Sie sich – und öffnen Sie JETZT die Augen, sodass Sie wieder ganz hier sind und frisch und munter!

3.2 Falsches Selbst

Wehmütig grüßt der, der ich bin, den, der ich sein möchte. (Søren Kierkegaard zugeschrieben)

Der Kinderarzt und Psychoanalytiker Donald W. Winnicott prägte den Ausdruck des falschen und wahren Selbst (Winnicott 1974, S. 182 ff.). Eine „good enough mother", eine einigermaßen gute Mutter (Winnicott 1953,

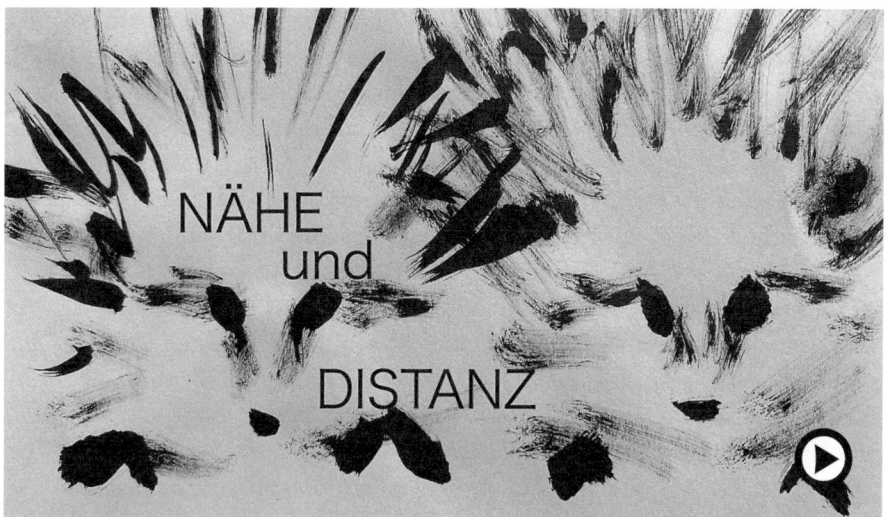

Abb. 3.1 Nähe und Distanz: Zwei Igel (▶ https://doi.org/10.1007/000-23m)

S. 89–97), passt sich den Bedürfnissen des Säuglings an und lässt ihn so sein wahres Selbst entwickeln. Das wahre Selbst wird von den Trieben gespeist. Spürt die Mutter die Bedürfnisse des Säuglings nicht ausreichend, muss sich der Säugling ihr anpassen. Dadurch entwickelt er ein angepasstes, höflich gesittetes Selbst. Er ordnet sich unter und wird gefügig. Seine Spontanität muss er unterdrücken. Doch nur Spontanität macht kreativ und lässt Spiel und Erotik wachsen. Das brave, altkluge, geschätzte Kind muss sein wahres Selbst verbergen und es perfektioniert dieses Verhalten, je mehr es dafür gelobt und anerkannt wird. So wird das spontane, wilde, kreative Selbst mehr und mehr in den Untergrund gedrängt. Mit dem falschen Selbst des braven Kindes – und später des angepassten Erwachsenen – kann man wunderbar intellektuelle Gespräche führen und komplexe Themen analysieren. Insbesondere intelligenten Menschen gelingt es perfekt, die antizipierten Erwartungen anderer zu erfüllen. Dies fördert die berufliche Karriere. Aber diese Menschen verlieren den Kontakt zu eigenen Wünschen und Bedürfnissen. Doch wie sieht es mit Flirten, Erotik, Sexualität und Ekstase aus, wenn man so gut angepasst ist? Häufig sind mir in meiner Praxis Menschen jedes Alters und Geschlechts begegnet, welche die Frage nach ihren sexuellen Wünschen, Bedürfnissen, erotischen Träumen etc. ratlos machen. Keine einzige Idee taucht auf. Lediglich der Orgasmus und die Lust der Partnerin oder des Partners dominieren das Erleben. Und dazu mischt sich die Angst, das Gegenüber nicht ausreichend befriedigen zu können und die Sorge, zu wenig leidenschaftlich zu sein. Das falsche Selbst unterwirft sich den antizipierten Wünschen des begehrten anderen Menschen und tut alles, um nicht verlassen zu werden. Es gibt eigene Wünsche auf, verliert seine rebellische, authentische Kraft, wird zum Schatten der Hand, zum Schatten des Hundes. So singt Jacques Brel in „Ne me quitte pas". Verzweifelt versucht er, sich vollkommen zu unterwerfen um nur ja nicht verlassen zu werden. Das Bemühen um kongruente Übereinstimmung als Schatten des geliebten Menschen – ja sogar als Schatten seines Hundes – ist zum Scheitern verurteilt. Denn als Schatten provoziert er das, was er am meisten fürchtet: er wird berechenbar, wenig spannend, wenig erotisch und schließlich doch verlassen. Erst Spontanität schafft Spannung und Erotik.

(Selbst-)Hypnose bedeutet hier: Zum Improvisieren ermutigen. Spielerisch lassen sich Konflikte betrachten und austragen und in kleinen Schritten Initiative entwickeln und riskieren. Sich selbst behaupten heißt auch, nicht immer Harmonie anstreben. *„Durch das Hochhalten von ehelicher Harmonie und ihre Ausweitung auf die Sexualität sind Rivalität, Konflikt und Aggression häufig nur noch schwer auffindbar. […] Aggression ist nun einmal eine Bedingung sexueller Lust. Hat sie keinen Platz mehr, finden wir statt dessen sexuelle Inappetenz"* (Retzer 2007, S. 254). Aggression ist für ungestörte Sexualität und für jede Art von stabiler sozialer Beziehung notwendig. Aggressive Impulse regulieren Nähe und Distanz. Dies ist umso wichtiger, je enger und intimer die Beziehung ist. Häufig bemerken Paare vermehrt Konflikte, wenn sie zusammenziehen oder gemeinsam ein Haus bauen oder wenn sie Kinder bekommen. Sich vermehrt auf einander angewiesen fühlen verstärkt Angst, Frustration, Ärger und deren Abwehr, die Langeweile.

3.3 Balanceakt

Eine gelingende Liebesbeziehung mit erfüllter Sexualität ist ein heikler Balanceakt zwischen Nähe und Distanz, zwischen Begehren und Aggression, zwischen Sehnsucht und Überdruss, zwischen Geborgenheit und Langeweile. Und da drängen sich noch verinnerlichte frühe Beziehungen zur Mutter und zum Vater der Kindheit dazwischen und fordern eine neue Inszenierung alter Muster. Die Lust, alte Rollen wieder zu beleben oder in die Rolle des ehemaligen Elternteils zu schlüpfen kann die erotische Beziehung einerseits beleben, andererseits aber auch gefährden.

Valeria und Wolfgang – Sexualität auf Kommando Ein seit einem Jahr verheiratetes Pärchen kommt zu mir in die Praxis, weil es bisher noch nie zum Koitus gekommen ist. Die Frau, Valeria, ist deutlich älter als ihr Mann, sie spricht lauter, ist körperlich größer, kräftiger und schwerer. Möchte sich Wolfgang zu Wort melden, unterbricht und korrigiert sie ihn. Erst als ich ihn direkt anspreche, antwortet er wie ein braver Schüler. Er erzählt, dass er zu Beginn der Beziehung große Lust auf seine Partnerin hatte. Sie hat Sex vor der Ehe aber strikt abgelehnt aus Rücksicht auf ihr Kind, das sie aus einer früheren Beziehung hat. Das Muster aus Begehren und Zurückweisen hat bis zum Zeitpunkt der Eheschließung gut funktioniert. Jetzt allerdings möchte die Frau Sex und Wolfgang fühlt sich vollkommen überfordert. Auch an Erfahrung fühlt er sich unterlegen, denn die Beziehung zu seiner Ehefrau ist die erste sexuelle Beziehung seines Lebens im Gegensatz zu Valeria, die ein reges sexuelles Vorleben hat. Doch je mehr die Frau Sex einfordert, desto scheuer zieht sich ihr Mann zurück. Und Valeria verliert nun auch ihr Interesse, denn sexuell wünscht sie sich einen durchsetzungsstarken Mann. Ansonsten ist es aber sie, die Entscheidungen trifft, unter anderem wie das Kind erzogen wird und wie die Freizeit verbracht wird. Wolfgang protestiert nicht offensiv, doch seine erektile Dysfunktion hat auch einen Aspekt von Rebellion. Das ist der progressive Teil – auch wenn Impotenz nicht gerade progressiv klingt. Der regressive Teil ist der, dass er sich von Valeria bemuttern lässt. Die Rolle als großer Bub ist ihm vertrauter als die des erwachsenen Mannes. Valeria passt zu ihm wie der Schlüssel zum Schloss. Nach ihrer früheren Beziehung zu einem überaus dominanten und gewalttätigen Mann, dem Vater ihres Kindes, beruhigt sie ein zurückhaltender Partner wie Wolfgang sehr, der alle ihre Forderungen vorauseilend erfüllt. Bis auf den Koitus. Erst ein Umgestalten ihrer Rollen in der Beziehung erlaubt ihnen in kleinen Schritten Bewegung ins Sexualleben zu bringen. Und vorerst gilt: KEIN Sex auf Kommando.

3.4 Sex auf Kommando

ist lusttötend. Ähnlich verhält es sich bei starkem Kinderwunsch. Viele Männer haben mir verzweifelt erzählt, dass ihre Frau ein Fruchtbarkeitsbarometer hat. In der Zyklusmitte kommt der Anruf: „Schatz, heute Abend haben wir Sex und morgen früh und morgen Abend, denn jetzt ist die kritische Zeit!" Diese Zeit wird tatsächlich kritisch und belastend für die Beziehung. Denn gelingt der Koitus nicht wie geplant zu diesen Terminen, ist es tief enttäuschend. Manchmal weint die Frau, manchmal hält sie ihrem Mann vor, er würde sich eigentlich gar kein Kind wünschen, manchmal ist sie wütend und meint: „Immer wolltest Du mit mir schlafen und akkurat jetzt nicht!" Alles Ungeplante, Überraschende, Geheimnisvolle und Spielerische ist aus der Sexualität verschwunden zugunsten eines geplanten Koitus nach Kalender. Weder sie noch er fühlt sich begehrt und verführt.

Bei dringendem Kinderwunsch oder bei sexueller Appetitlosigkeit ist ein wichtiger erster Schritt: das Koitusverbot (z. B. Gatterer 2000). Es mag paradox klingen, ist aber sehr effizient. Alt, aber gut und auf Masters & Johnson 1980 zurückzuführen ist das Koitusverbot für circa zwei Monate ein zentraler Bereich der Sexualtherapie. Das Paar verspricht, für zwei Monate keinen Geschlechtsverkehr zu haben und dies nicht einmal zu versuchen. Dies entlastet auf alle Fälle denjenigen Partner, der weniger Lust hat. Doch in der Zeit des Verbots soll nicht gar nichts geschehen, sondern Paarkonflikte bearbeitet werden, Wut und Angst sollen integriert werden, wenn nötig auch die liebevolle Fürsorge intensiviert und vor allem das Spielerische, Zärtliche, Lustvolle, Wilde gestärkt werden.

Irene und Robert – zu schnell und zu viel Irene und Robert arbeiten im selben Büro und verlieben sich in einander. Beide sind bereits mit jemand anderem verheiratet. Anlässlich einer Fortbildung übernachten sie gemeinsam im selben Hotel. In dieser Nacht schleicht Robert ins Zimmer zu seiner Angehimmelten und sie haben leidenschaftlich Sex. Danach treffen sie einander immer wieder heimlich und fallen lustvoll über einander her. Schließlich trennen sie sich von ihren Ehepartnern und lassen sich scheiden. Kurze Zeit später heiraten Robert und Irene. Ab dem Zeitpunkt ist die Lust verschwunden. Die frische Ehe steht auf wackeligen Beinen. Nach Abklingen des ersten erotischen Rausches fühlt sich die Beziehung leer an. Die anfangs aufregende und verbotene Lust verliert mit der Legitimation ihren Reiz und wird alltäglich. Irene bemüht sich sehr, kauft frivole Reizwäsche und will Robert damit überraschen. Aber ja mehr sie sich bemüht um ihn zu erregen, desto stärker wird der Druck und desto weniger reagiert sein Körper. Irene wird misstrauisch, weil Robert sie nicht mehr berührt. Sie vermutet, dass er eigentlich eine andere Arbeitskollegin begehrt. Das macht sie sehr wütend, weil sie insgeheim ihm die Schuld an ihrer gescheiterten Ehe und dem Zusammenbrechen ihrer Familie gibt. Robert ergeht es ähnlich, seine Exfrau hat er bitter enttäuscht. Er bemüht sich, Irene gegenüber seine Frustration weniger zu zeigen. Doch er wird depressiv und lustlos. Auch er hinterfragt seine Scheidung und macht sich Selbstvorwürfe. Schuld und Vorwürfe dominieren die Gespräche der beiden. Auch wenn es gelegentlich zum Geschlechtsverkehr kommt, hinterlässt dies ein schales Gefühl.

Dem Zauber, der dem Anfang innewohnt, sind viele Menschen verfallen. Neugier und spannendes Kribbeln, lustvolles Schaudern und die Überwindung, sich zum ersten Mal nackt zu zeigen sind ein Motor der Lust. Aber auch der Umgang mit Tabus und Verboten ist spannungsvoll und häufig eine Ursache von Dreiecksbeziehungen. Dieses Spiel haben Irene und Robert genossen und ausgekostet. Aber dann haben sie es beendet indem sie ein Paar wurden. Auch haben beide die vorangegangene Trennung noch nicht überwunden. Und nun beengt sie die früher ersehnte Situation. Sie kommen nicht umhin, ihre vorherige Ehe zu betrauern. Separat erkunden sie, was sie verloren und verlassen haben und bemühen sich nun, die Verlassenen wertschätzend zu behandeln. Das bedeutet für die frisch Verheirateten: Zurück zum Start. Nach ihrer raschen Annäherung brauchen beide wieder Distanz. Irene und Robert müssen sich vorübergehend trennen und versuchen, mit ihrer Vergangenheit friedlich abzuschließen. Erst dann können sie sich ohne allzu große Schuldgefühle, Vorwürfe, Bedauern und Vergleiche wieder annähern und auf einander einlassen. Denn Ressentiments, Ärger und hinuntergeschluckte Wut haben die Lust ins Bodenlose sinken lassen. Wenn sie allerdings die sexuelle Anziehung vom leidenschaftlichen Beginn der Beziehung als Maßstab nehmen, können sie im Verlauf einer längeren Beziehung nur enttäuscht werden. Der prickelnde Reiz der Heimlichkeit taucht nicht mehr auf. Die Lust der Ungewissheit kann sich aber allmählich in eine zärtliche und wertschätzende Erotik weiterentwickeln. Vorher muss aber die Spirale geändert werden, einander gegenseitig Schuld zuzuschreiben und Vorwürfe zu machen. Denn sonst stecken beide in einer Negativ-Trance fest.

3.5 Negativ-Trance

Viele Menschen bringen sich immer wieder selbst in eine Negativ-Trance. Diese entsteht nach einem Misserfolg. Der Fokus bleibt auf dem, was wir als Defizit erleben. Und oft grübelt man über das, was nicht geglückt ist. In einer Spirale nach unten verunsichert dies noch mehr und führt zu weiterem Misserfolg. Der Teufelskreis der Negativ-Trance engt die sinnliche Wahrnehmung ein. Wir sehen dann nur noch Gefahren und Hindernisse oder eigene Unzulänglichkeiten. Dies führt zur selbst erfüllenden Prophezeiung: Bei nächster Gelegenheit begleitet uns unweigerlich die Vorstellung des neuerlichen Misserfolgs. Und dies beeinflusst unser Erleben massiv: Es kann gar nicht gut ausgehen. Ungewollt stecken viele Menschen in ihrer Negativ-Trance fest.

Gunther Schmidt (2010/2019) beschreibt, wie wichtig es ist, nicht so sehr auf das Problem zu fokussieren, denn sonst verharrt man in solch einer Problemtrance. Anstatt dort ein Gefühl von Hilflosigkeit zu verfestigen, lenkt er die Aufmerksamkeit auf Kompetenzen, die bereits im Unbewussten gespeichert sind. Er schaut nicht auf Defizite, sondern aktiviert Fähigkeiten. Alte Problemmuster sind nicht löschbar. Aber sie lassen sich unterbrechen und transformieren in Lösungsmuster. Wenn die Lösung erreicht wird, muss allerdings manchmal die Beziehung umgestaltet werden, denn die Lösung selbst schafft neue Probleme. Ähnlich geht die Imago-Paartherapie vor: Eine Frustration wird als Geschenk gewürdigt. Sie bietet für beide Partner*innen die Chance zu wachsen. Denn hier ist es wichtig die Richtung zu ändern und Neues zu entwickeln! Reagiert der Partner nicht auf die Verführungskünste seiner Liebsten, dann bemüht sie sich kurzfristig noch mehr – bis sie irgendwann frustriert aufgibt. Ihre inneren Bilder sind geprägt von Selbstzweifeln wie: „Womöglich habe ich zugenommen" oder „Er hat mich schon satt und steht eigentlich auf eine Andere" und so weiter und so fort. Hatte ein Mann beim letzten Mal als er intim war keine Erektion, spielen sich beim nächsten Mal diese inneren Bilder ab: Er ist aufgeregt, ob er diesmal eine Erektion bekommt und dies ist enormer Stress für ihn. Und er beobachtet ängstlich seinen Körper. Wie gebannt blickt er auf seinen Penis. Doch die ängstliche Selbstbeobachtung verschlimmert seine Befürchtungen und induziert einen grauenvollen inneren Monolog: „Du schaffst es nicht. Was wird sie von dir denken? Was bist du nur für ein Versager …". Aus solch einer Negativ-Trance der Selbstabwertung muss er aussteigen und die Karten neu mischen. Der innere Monolog des Scheiterns muss in ein neues Narrativ des Gelingens umgeschrieben werden. Dies regt Suchprozesse an. Und das wirkt! Aber wie erreichen wir dies? Ganz generell ist es zum Aussteigen aus der Negativtrance besonders hilfreich, das Symptom zum Nachmittagskaffe einzuladen. Wir plaudern und erkundigen uns: Was möchte das Symptom – in diesem Fall die mangelnde Erektion – mitteilen?

Wunderfrage
Und schließlich stellen Sie sich die Wunderfrage. Ich habe die Idee von Steve de Shazer auf sexuelle Erregung übertragen. Wenn jemand schon ganz mutlos und ratlos ist wegen seines Problems (zum Beispiel mangelnde Erregung), dann überlegen Sie: *„Vielleicht kann da nur noch ein Wunder helfen! Stellen sie sich vor, heute Nacht, während sie schlafen, geschieht ein Wunder, und Sie sind sehr erregt. Wie fühlt sich Ihre Erregung an? Wo in Ihrem Körper spüren Sie Ihre Erregung? Was ist anders? Woran wird es Ihre Partnerin bzw. Ihr Partner merken, ohne dass Sie es sagen?"*

Sie können den Blick auf morgen Früh richten, nachdem das Wunder geschehen ist, und Schritt für Schritt schauen, wie Sie dorthin gelangt sind. Aber Sie können den Blick auch in die Vergangenheit und zu ersten sexuellen Abenteuern richten. Dort können Sie Erfahrungen und Gefühle von Erregtheit und Lust wiederfinden. Seien Sie neugierig und befragen Sie Ihren Körper detailliert und sinnlich, wie Sie damals empfunden haben: *„Wie fühlt das mein Körper? Welche Region meines Körpers fühlt sich wie an? Wie ist mein Atem? Wie meine Körperhaltung? Was höre, sehe, rieche, schmecke, taste, spüre ich?"*

Die Wunderfrage können Sie sich selbst stellen, aber auch Ihrer Partnerin oder Ihrem Partner. Dadurch gewinnen Sie eine besondere Form der Intimität.

Intim
Viele Menschen erleben es als sehr bewegend, wenn jemand anderer aufrichtig interessiert ist, sich zuwendet und nachfragt. Und zwar nicht, was man gegessen hat und wie das Wetter war, sondern wenn die oder der Andere sich mitnehmen lässt in die Welt der Phantasien, der Träume und Ideen. Und sich immer wieder überraschen lässt, weil die oder der Geliebte doch anders ist, als erwartet. Der Dichter Julian Schutting nennt das in einem Interview so poetisch: „Den Dingen ihre Fremdheit zurückgeben." Dieser Reiz des Unbekannten und Unentdeckten weckt Neugier und Interesse. Und die neugierige Person wird ebenfalls belohnt: Etwas vorher noch nicht da Gewesenes – ein unbekannter Mensch, ein neues Musikstück oder Bild – führt zur Aktivierung des Belohnungssystems. Neurobiologisch zeigt dies, was viele Menschen intuitiv schon lange wissen: Neugier ist eine starke Motivation und eine der wichtigsten Triebfedern menschlichen Verhaltens.

3.6 Begehren und Sehnsucht

Die Sehnsucht läßt alle Dinge blühen, der Besitz zieht alle Dinge in den Staub. Marcel Proust (1871–1922. Tage der Freuden. Ullstein 1980. S. 121)

Wir begehren das, was wir noch nicht haben oder nicht haben dürfen. Kleine Kinder freuen sich auf all das Geheimnisvolle, das sie dann tun, wenn sie groß sind. Oft heizt ein Verbot das Begehren noch mehr an. Wird ein Gelüst nicht erfüllt, bleiben wir hungrig. Wie köstlich ist der erste Schluck eines kühlen Getränks nach einem kräfteraubenden, heißen Tennismatch! Je länger die Vorfreude umso überwältigender die Lust! Ist die Flasche geleert und der Durst gelöscht, versickert das Begehren. Vielleicht vergessen wir sogar darauf bis zum nächsten Match und dem neuerlichen riesigen Durst. Es ist vorerst gar nicht so wichtig, womit dieser Durst gelöscht wird. Geschmack und Erfahrung prägen zwar Vorlieben, aber prinzipiell ist das Objekt der Begierde austauschbar – solange wir begehren und noch nicht lieben. Das Objekt gibt uns im Augenblick der großen Bedürftigkeit genau das, was wir brauchen. Begehren hat also etwas mit quälendem Mangel und dessen ersehnter Befriedigung zu tun. Das Objekt, das uns befriedigen kann, idealisieren wir – das beste Getränk des Lebens. Ist der Mangel an Zärtlichkeit, Liebe oder Sexualität groß, dann projizieren wir schon nach kurzem Kontakt die vollkommene Erfüllung – Liebe auf den ersten Blick! Hier kommt Unsicherheit als zusätzliche Spannung dazu: Bekommen wir das Getränk überhaupt? Und wenn wir hingehalten werden, wenn der Durst sich steigert, dann steigt auch die Begierde. Nach langem Warten endlich zupacken dürfen erfasst uns wie ein Blitz mit voller Wucht, dem „coup de foudre", dem Liebesgewitter. Das reißt uns mit heftigen körperlichen Sensationen mit: Das Herz klopft heftig, Schmetterlinge flattern im Bauch, wir sind schlaflos, appetitlos, …

Aber Achtung: diese Euphorie hält meist nicht ewig: nach circa 18 Monaten verändern sich die heftigen Emotionen. Gelingt es nicht, während die Aufregung sinkt, Sicherheit und Vertrauen wachsen zu lassen, kommt die große Enttäuschung. Aber auch Frustration, Zurückweisung, Scham und Schuld stören erotisches Vergnügen.

Schuldgefühle

Johannes muss Vergangenes betrauern, bevor er sich für Neues öffnen kann – so verlockend das Unbekannte auch sein mag:

Johannes – ohne Trauer keine neue Liebe Kurz nach dem tragischen Krebstod seiner Frau beginnt Johannes erneut eine Liebesbeziehung mit einer Frau, die ihn sexuell sehr reizt. Obwohl er die neue Geliebte heftig begehrt, kann er keine körperliche Erregung empfinden und es kommt nicht zum penetrativen Sex. Das frustriert ihn sehr und er hat Angst, dass die neue Beziehung deshalb scheitern könnte.

Auffallend ist, dass Johannes kaum getrauert hat. Pragmatisch erklärt er, Sexualität habe es mit seiner Frau schon vor Ausbruch der Krankheit kaum mehr gegeben. Er hatte immer wieder Außenbeziehungen und seine Frau hat dies gewusst oder zumindest geahnt und schweigend hingenommen. *„Die Fähigkeit, wieder zu lieben, wächst mit der Fähigkeit, die Trauer als beständigen Prozess zu tolerieren und zu gestalten. Gerade diese Beständigkeit des Trauerprozesses, in der sich die Dankbarkeit für eine neue Beziehung mit der Dankbarkeit für eine neue Gelegenheit verbindet, den Auftrag des Verstorbenen zu erfüllen, kann die Fähigkeit, neu zu lieben, bereichern."* (Kernberg 2018, S. 186). Johannes hat sich durch die neue Beziehung vor der eigenen Trauer geschützt. Seiner verstorbenen Frau war er freundschaftlich verbunden: Gemeinsam haben sie Kinder in die Welt gesetzt und betreut und gemeinsam haben sie eine Firma geführt. Diese tiefe Verbundenheit ist durch ihren plötzlichen Tod zerstört worden. Und nun trifft ihn die Wucht bisher uneingestandener Schuldgefühle. Denn seine Frau hat einmal erwähnt, dass sie vermutet, ihr Krebs habe sich aufgrund seines Fremdgehens und seiner häufigen emotionalen Unerreichbarkeit entwickelt.

Erst nach längerem Trauern und Durcharbeiten seiner Schuldgefühle gelingt es Johannes, sich auf seine neue Liebesbeziehung einzulassen. Dies wird unterstützt durch die Hoffnung, seine Frau würde ihm vergeben und vielleicht sogar einverstanden sein mit seiner neuen Partnerin.

Aber nicht nur Schuldgefühle stehen in Opposition zu Lust, auch Angst vor Gesichtsverlust und Beschämung. Fast jeder Mensch kennt sie und fühlt sich in seiner Vitalität und Leidenschaft dadurch beschnitten:

3.7 Scham

Nahezu jeder Mensch hat bezüglich Sexualität seine eigene Schamgeschichte. Eine Frau – Vera – sie unterrichtet Kinder und Jugendliche in Biologie, hat mir erzählt, wie sie aufgeklärt worden ist: Ihre große Schwester saß am Beifahrersitz, die Mutter am Steuer und sie alleine hinten. Während der Autofahrt erklärte die Mutter, wie ein Paar sich vereinigt und dass die Ausscheidungsorgane in Kontakt kommen. Die Schwester hörte interessiert zu. Vera hingegen war entsetzt, weil sie das schrecklich unappetitlich empfand und rief: „Das kann nicht sein! Das glaub ich nicht!" Die Mutter sagte: „Das ist nichts für dich. Du bist dafür noch viel zu klein und zu unreif." Vera starrte aus dem Auto auf die Kreuzung und beschloss, nie solche grauslichen Dinge zu machen und auch nie wieder davon etwas hören zu wollen. Nun – viele Jahrzehnte später ist aus dem Bock die Gärtnerin geworden und sie klärt ihre Schülerinnen und Schüler auf. Und diese wenden sich vertrauensvoll an sie, wenn sie sich nicht vorstellen können, wie Paare Sex haben und was sie daran lieben und was sie daran fürchten, wovor sie sich ekeln und was ihnen Lust bereitet. Eine kleine Beschämung, dass sie noch zu klein und unreif sei um aufgeklärt zu werden – und doch hat sie es nicht vergessen. Und doch hat es sie als wesentliches Thema begleitet. Wie prägend sind dann erst wirkliche Beschämungen! Wie schrecklich muss es sein, als kleines Kind im eigenen Begehren zurückgewiesen oder ausgebeutet zu werden, sich als mangelhaft, inkompetent und ungenügend zu empfinden, ausgelacht, beschämt, verspottet werden. Vielleicht reagiert man mit Größenphantasien darauf, vielleicht mit Rückzug, vielleicht mit Arroganz, vielleicht mit gespielter Gleichgültigkeit. Und all das kaschiert Scham. Wird unsere ganz frühe Liebe verletzt, entsteht traumatische Scham. Bei dieser Scham geht es darum, immer wieder von den Eltern (bzw. wichtigen Bezugspersonen) zurückgewiesen und bloßgestellt zu werden. So gelingt es nicht, sich als liebenswert zu erleben. Franz Kafka (1919/1995, S. 12) beschreibt in einem Brief an den Vater, wie klein und schwach er sich ihm gegenüber fühlt: *„Ich mager, schwach, schmal, Du stark, groß, breit"*. Vertieft sich die Überzeugung des eigenen Mangels, fühlt man sich unwert – der Liebe nicht wert. Dies führt zu wortloser Verzweiflung. Dann wird Abhängigkeit gefürchtet und muss vermieden werden. Sich verlieben ist riskant. Bei gleichzeitiger Sehnsucht danach besteht große Sorge, irgendwann wieder die Qual der Beschämung zu erleiden. So bleibt die Wonne stürmischer Verliebtheit verschlossen. Scham wirkt auf alle unsere Emotionen, denn Anerkennung ist überlebenswichtig für jedes Kind. Wir alle müssen als Kind von den wichtigen Personen wertgeschätzt werden – und gelegentlich auch noch als Erwachsene. Wird man chronisch gedemütigt und beschämt, ist dies die Basis einer Identitätsstörung und drängt zur narzisstischen Regulation. Fehlt der liebevolle Blick, breitet sich vernichtende Scham aus. Wenn wir das Gesicht verlieren, wollen wir uns verbergen und unsichtbar machen. Mit gnadenloser Selbstkritik und drängendem Perfektionismus versuchen wir, alle Erwartungen vorauseilend zu erfüllen in der Hoffnung, nicht verlassen verstoßen zu werden. So lernen wir früh, uns den antizipierten Erwartungen anzupassen. Will man allen Erwartungen und Anforderungen gerecht werden, ist es gar nicht so einfach, sich als richtige Frau oder richtiger Mann zu fühlen.

3.8 Wann ist ein Mann ein Mann?

In den 1980er-Jahren konnte man oft im Radio Herbert Grönemeyer hören mit seinem Hit „Männer". Spritzig hat er damit ausgedrückt, wie schwer es Männer haben, mit der eigenen Person als sexuellem Wesen zurecht zu kommen. Frauen geht es nicht viel anders. Alle stellen sich diese Fragen: Wie werde ich gesehen und wie ist dies kompatibel mit aktuellen gesellschaftlichen Normen und Erwartungen? In manchen Kulturen ist Sex vor der Ehe verpönt, in manchen Homosexualität, in manchen gibt es unerfüllbare Ansprüche an den Körper und die Figur. Alles kann Scham auslösen: wenn wir zu prüde und unerfahren sind oder aber zu leicht zu haben, wenn wir wenig Sex haben oder viel, wenn wir so aussehen, wie wir aussehen, uns so oder so bewegen und benehmen, wenn wir leicht erregbar sind oder schwer. Den eigenen Erwartungen und den der anderen nicht entsprechen zu können ist beschämend.

Auch bezogen auf Scham macht die Dosis das Gift. In routinierten sexuellen Begegnungen mit stereotypem Verlauf ersticken oft Begehren und Lust. Scham fehlt. Und Schamlosigkeit ist nicht immer reizvoll. Die Partner*innen ziehen sich bedenkenlos die Jogginghosen an und aus und bewegen sich ungeniert nackt. Dabei verlieren sie ihren Charme und ihre Ambiguität. Die Gegenpole sind zu sehr integriert, zu gut verdaut. Es fehlen Selbstüberwindung und der Ansporn, in eine andere Rolle zu schlüpfen, das Licht abzudrehen, harte oder sanfte Musik einzuschalten und die Herausforderung, über den eigenen Schatten zu springen. Die wilde, rücksichtslose Seite, das energiegeladene, leidenschaftliche Selbst ist so tief vergraben, so gut verdrängt, lässt sich nicht aus der Quarantäne holen. Der Geist ist willig, doch das Fleisch ist stark.

Zu viel Scham hemmt und bremst uns, zu wenig enthemmt, macht aufdringlich und übergriffig oder stößt ab. Frauen neigen etwas mehr zu Scham als Männer. Früher wurde das weibliche Geschlecht als „Scham" bezeichnet und dies suggeriert, sich dafür schämen zu müssen. Gesellschaftlich wird der Körper der Frau in manchen Kulturen komplett verhüllt, in anderen halbnackt auf lebensgroßen Plakaten gezeigt. Das zweite regt zum Vergleich an, bei dem eine durchschnittlich schöne Frau nur schlecht abschneiden kann.

Frauen leiden häufig unter Essstörungen und haben das Gefühl, ihr Körper stimme nicht und sei nicht schön. Ohne Make-up wagen manche Frauen nicht außer Haus zu gehen. Sexuelle Scham ist erniedrigend. Es kann Ekel gegenüber dem eigenen Körper entstehen und der quälende Verdacht, der eigene Körper sei minderwertig und wertlos. Dadurch fällt es schwer, sich selbst und anderen zu vertrauen. Intimität wird unterdrückt. Es entsteht ein Teufelskreis von wertlos, nicht zugehörig und isoliert zu sein, sondern fremd und seltsam. Tief verunsichert wertet man sich noch mehr ab und fühlt sich gar nicht begehrenswert. Dazu kommt auch die Abwertung eigener sexueller Lust und Begierde. Und dies verstärkt wieder die Isolation und Einsamkeit.

Rodin zeigt in seiner wunderbaren Skulptur Eva nach dem Sündenfall. Sie erkennt, dass sie nackt ist und verbirgt Gesicht und Brüste. Beschämt wird sie aus dem Paradies vertrieben. Durch den Sündenfall wird sie sich ihrer Nacktheit – ihrer Selbst – bewusst. Sich seiner selbst bewusst sein ist das Gegenteil von selbstsicher. Vielmehr beobachtet man sich selbst und quält sich mit Fragen wie: Bin ich gut genug? Sexy genug? Ausreichend erregt und erregend? Zu dick? Zu dünn? Attraktiv genug? Selbstbeobachtung hindert dabei, sich zu entspannen und sich gehen zu lassen. Auch soziale Scham bedrückt viele Frauen, der „Walk of Shame" am Morgen danach: Das Begehren des Partners und vielleicht auch das eigene sind gestillt und sie geht einsam nach Hause, müde, mit Augenringen und ungeschminkt mit dem Geruch nach Zigaretten und Alkohol, fühlt sich erschöpft, schuldig und beschämt.

Erwartungen wie wir unsere Geschlechterrolle erfüllen müssten, machen Druck und engen unsere Freiheit und Entwicklungsmöglichkeit ein. In manchen Kulturen werden Weiblichkeit und Männlichkeit übertrieben inszeniert und idolisiert. Dadurch entsteht Scham bezüglich der eigenen Virilität und Feminität. Zum Beispiel feuern die akrobatischen Frauen durch Cheerleading den Applaus an und motivieren die Männer bei ihren Wettkämpfen. Auch so wird geschlechtsstereotypes Verhalten gefestigt. Daraus ausbrechen ist schwer und man riskiert ausgegrenzt zu werden. Über den lateinamerikanischen Machismo schreibt der Mexikaner Octavio Paz (1970) im „Labyrinth der Einsamkeit", wie mexikanische Männer durch Betäubung mit Alkohol, Drogen oder Sex kurzfristig ihre Einsamkeit mit der Maske der Männlichkeit durchbrechen. Offenbar fordert es so sehr heraus, sich als männlich zu zeigen, dass eine Betäubung notwendig wird, um dahinter verborgene Ängste zu kaschieren. Die bedrängende Frage, ob man gut genug ist, zerstört sexuellen Genuss. Aber auch die Maske der Männlichkeit verunsichert Frauen und Männer. In der Sozialisierung des „Machismo" in den USA werden die als ideal männlich definierten Affekte Wut, Verachtung und Ekel vergrößert zu Lasten der „weiblichen" Affekte von Furcht, Scham, Unbehagen und kontemplativer Freude. Dies fördert tollkühnes, kontraphobisches Verhalten bei jungen Männern, um Angst und Schmerz nicht zu spüren. Unter kontraphobischem Verhalten versteht man das Bemühen, Angst zu reduzieren indem man genau das tut, wovor man sich fürchtet und sich selbst beweist, dass man dabei die Kontrolle behält und dabei die Angst vor dem Abstürzen lustvoll überwindet – zum Beispiel beim Klettern oder Fahren mit der Hochschaubahn. Oder man erschreckt jemand Anderen, um die eigene Angst im Gegenüber zu provozieren und sich selbst vorübergehend stark zu erleben. So verbirgt man das nahezu unerträgliche Gefühl der Scham hinter einem starren, unbeweglichen Gesicht der Verachtung. Eigene Scham wird unterdrückt und durch verachtende Blicke oder Gesten und Worte im Gegenüber provoziert. Dadurch kann sich aber weder Vertrauen noch Intimität entwickeln. Und die Performance muss optimal gelingen, um nicht das Gesicht des Machos zu verlieren. Doch die Angst vor dem Augenblick der Wahrheit eskaliert: Entspricht die Erektion dem mutig und tollkühn vorgespielten Verhalten? Ist sie hart genug?

Mario – „War ich gut?" Mario, ein junger Mann, Bodybuilder, flottes Auto, tätowiert, modischer Haarschnitt, kommt wegen Problemen mit seiner Erektion zu mir in die Praxis. Auf die Frage, seit wann er denn darunter leide, erzählt er: Bisher hat er immer im Bett funktioniert wie ein Einser. Aber vor ein paar Tagen hat er seine neue Bekanntschaft nach dem Sex gefragt: „Und – war ich gut?" Sie schwieg. Das ließ ihm keine Ruhe und er fragte wieder und wieder. Schließlich sagte sie: „Es geht so." Die Antwort war nicht wie er es erhofft hatte. Im Gegenteil. Bestürzt fragte er weiter. Sie wollte nicht darüber sprechen – ihm ließ es keine Ruhe. Also insistierte er so lange, bis sie sagte: „Mit meinem letzten Freund bin ich jedes Mal zum Orgasmus gekommen." Das sitzt. Der Vergleich mit dem Exfreund schmerzt und steckt wie der berühmte Stachel im Fleisch. Und dieser Stachel aktiviert die bisher so gut abgewehrte Negativtrance. Dieser Satz taucht seither immer vor seinem inneren Auge auf, wenn er mit ihr Sex haben möchte. So sehr er sich bemüht, sie zu unterdrücken – kaum ist er mit ihr im Bett, quält ihn der fatale Satz: „Mit meinem letzten Freund …". Er kann den Satz nicht abschütteln. Genau dann, wenn er es gar nicht brauchen kann, fühlt er sich ihrem Exfreund unterlegen und sein Körper reagiert prompt: Die Erektion verschwindet. Und das wiederum irritiert und beschämt ihn so sehr, dass er sich von ihr zurückzieht und meint, er habe keine Lust. Keine Lust haben ist für seinen Selbstwert erträglicher als keine Erektion zu haben. Das kränkt wiederum seine Partnerin, denn sie fühlt sich nicht begehrt. Sex wird anstrengend und ist kontaminiert durch Selbstzweifel und ständige Selbstbeobachtung. Anstatt zu genießen beurteilt er sich, ob er gut genug ist und die Erektion hart genug. So ziehen sich beide voneinander zurück. Sex und alles, was damit zu tun hat, wird zum Tabu. Und schließlich haben beide tatsächlich keine Lust mehr.

Für ihn ist es besonders wichtig, sich nicht mehr zu vergleichen und selbst bewerten. Denn die für Evaluation zuständigen Gehirnbereiche sind ganz andere als die für Lust verantwortlichen. Eigene Leistungen zu bewerten verhindert sinnliches Erleben. Sein männliches Ideal der ständigen Bereitschaft zur Erektion ist überflüssig. Freude, Lust und Sinnlichkeit sind gefragt und nicht, wie gut er ist. Wie beglückend ist es doch, sich zu erlauben, das wahre Selbst zu zeigen. Gelingt dies in Anwesenheit der bedeutsamen anderen Person, fühlen wir uns lebendig, kreativ und beweglich. Endlich die Kontrolle ablegen befreit enorm.

Und doch – sie ist so häufig, die

3.9 Performance-Angst

Solange wir sexuelle Perfektionisten sind, geht dies Hand in Hand mit Versagensangst. Der Selbstwert bleibt labil. Erst wenn die Selbstachtung stärker wird, können wir uns selbst als sexuelle, attraktive, lebendige, wertvolle Person anerkennen. Steigt der Selbstwert, geht dies oft mit Veränderungen bestehender Beziehungen einher. Frauen und Männer können sich erlauben, ihre androgyne Seite zu leben. Sie bleiben nicht mehr Opfer oder Täter, sondern schlüpfen flexibel in unterschiedlichste Rollen. Manchmal braucht es ein bisschen Zeit, um sich aus diversen Selbstabwertungen zu befreien. Hilfreich dafür ist spielen, flirten, warten, improvisieren, necken, zum Lachen bringen und selbst lachen. Joachim Ringelnatz (1928, S. 7) schreibt in seinem Gedicht: *Ich lache. Die Löcher sind die Hauptsache An einem Sieb. Ich hab dich so lieb.* Genau: Wir lachen ... und versuchen Fehler zu machen, denn die Löcher sind die Hauptsache am Sieb. Indem wir einander anlächeln wurde schon zu Beginn unseres Lebens Nähe hergestellt. Zu Beginn einer sexuellen Beziehung und vor allem bei Angst und Scham ist es hilfreich, gemeinsame Freude zu entwickeln. Wird die Angst vor Gesichtsverlust kleiner, können wir Lust frei und ausgelassen genießen. Denn einer der größten Gegenspieler von Lust ist Angst.

Bedroht
Die typischen Reaktionen auf Bedrohung sind: Fight, flight, freeze und fawn (kämpfen, flüchten, erstarren, vollkommen unterwerfen). Erstaunlicherweise treten all diese Reaktionen bei sexueller Unsicherheit auf. Warum? Unsere gesamte Persönlichkeit spiegelt sich darin wider, wie wir sexuell und intim sind.

Es ist unsagbar schmerzhaft, sexuell beschämt zu werden, sich minderwertig und inkompetent zu fühlen. Wenige andere Bereiche unserer Persönlichkeit sind so verletzlich und so sehr von der Bestätigung anderer Menschen abhängig. Daher reagieren wir Menschen auf archaische Art und Weise, wenn unser Selbstwert als sexuelles Wesen bedroht wird. All diese Stressreaktionen gehen mit einer Minderdurchblutung der Geschlechtsorgane einher. Das fördert nicht die Erregung und nicht die Lust – im Gegenteil. Die Angst vor dem Versagen aktiviert selbsterfüllend manifestes Versagen. Aus Angst werden wir aggressiv. Fühlen wir uns beschämt, spotten wir und werden arrogant. Beides sind „fight" – Reaktionen. Oder wir schlagen Fluchtwege ein ... arbeiten bis spät in die Nacht, treffen Freund*innen und kommen betrunken nach Hause, verschließen die Tür und sind unansprechbar durch Kopf- oder andere Schmerzen. Das sind „flight"-Reaktionen. Oder aber wir lassen schockstarr alles Mögliche über uns ergehen ohne innerlich daran beteiligt zu sein. Das ist eine „freeze"-Reaktion. Sex kann dann zwar stattfinden, geht aber nicht unter die Haut, sondern fühlt sich an, als würde man die Szene von außen betrachten und verliert den Kontakt zu eigenen lustvollen Gefühlen. Die „fawn" – Reaktion ist sehr komplex. Eigentlich bezeichnet „fawn" das junge Kitz, das noch keinen eigenen Duft hat, keine Spur hinterlässt und alles tut, um zu verhindern, gefressen zu werden. Auch wir Menschen versuchen manchmal, uns komplett anzupassen und unsere Identität zu verstecken als hätten wir noch keine eigene Duftmarke. In vorauseilendem Gehorsam erfüllen wir Erwartungen des Gegenübers, um es milde zu stimmen. Mit dieser Haltung ist Sex prinzipiell möglich. Dabei wird aber auf eigene Wünsche vollkommen verzichtet zugunsten der Antizipation, was die andere Person gerne hätte und erleben möchte. Dann wird Sex zur Aufgabe, die es mit dem eigenen Körper als Objekt zu erfüllen gilt, um die andere Person zufrieden zu stellen. Und diese bewertet dann verbal oder durch Mimik und Blicke die sexuelle Leistung. Das steigert wiederum die Performance-Angst und bremst die Lust. Aber es fehlen Leidenschaft, Gier, Übermut und Risiko. Performance-Angst ist daher einer der wichtigsten Gegenspieler von sexueller Lust Bei allen Formen von Angst müssen die Lust auf Spielen, aber auch fürsorgliche Liebesgefühle gestärkt werden. Gemeinsamer Spaß und Vertrauen lockern auf und lösen Angst und Erstarrung.

3.10 Angst vor Kontrollverlust

Homo sum, humani nihil a me alienum puto. (Ich bin ein Mensch, nichts Menschliches ist mir fremd. Römischer Komödiendichter Publius Terpentins Afer, ca. 190 v.Chr.)

Klara: Disziplin und Kontrolle > < lachen und spielen Klara ist eine sehr gepflegte, intellektuelle Frau, beruflich erfolgreich, perfekt gekleidet und eloquent. Sie hat sichtbar alles im Griff – besonders sich selbst. Seit einige Jahren ist sie verheiratet. Sie kommt zwar durch Masturbation zum Höhepunkt, nicht aber in Gegenwart ihres Mannes. Ihr Mann ist ebenso intellektuell wie sie und sie führen interessante politische Diskussionen und auch über Kunst und Kultur können sie sich gut und stilvoll austauschen. Es ist eine pragmatische Beziehung, allerdings bleibt die Leidenschaft auf der Strecke.

Was hindert sie am Orgasmus in Anwesenheit ihres Mannes? Es widerspräche komplett ihrer alltäglichen disziplinierten und kontrollierten Haltung. Sie hat Angst vor dem nach außen hin unübersehbaren Kontrollverlust, Angst hässlich auszusehen, womöglich eine unintelligente Mimik beim Sex zu haben, merkwürdige Geräusche zu machen und womöglich könnte ein Tröpfchen Speichel aus ihrem Mund rinnen. Ich lasse mir genau beschreiben, was alles im schlimmsten Fall passieren könnte. Sie muss schmunzeln über diese kleinen Ängste und ihr Lächeln wirkt befreiend. Es ist eine sexuelle Revolution, die sie selbst vollzieht. Sie lernt, ausgelassene Lust und Begehren nicht mehr abzuwerten als Hysterie. Wir hinterfragen ihre starke Kontrolle. Als Hilfsmittel organisiert sie für sich und ihren Mann ein Spiel. Es ist ein Kartenspiel ähnlich dem Teenager-Spiel „Pflicht, Wahl, Wahrheit". Auf den gezogenen Karten stehen Aufgaben. Diese Aufgaben sind erotischer Natur, zum Beispiel soll sie sich während des Abendessens entkleiden oder dem Partner einen erotischen Traum erzählen. Ihr Ehrgeiz ist geweckt, diese Aufgaben zu erfüllen. Es kostet sie Überwindung, doch bald gelingt es ihr, mehr zu riskieren. Und sie kann sich schrittweise von ihrem Perfektionismus befreien. Klara entdeckt, wie wundervoll ihr Mann sie zum Lachen bringen kann. Allmählich riskiert sie mit ihm nicht nur den orgiastischen Lachanfall, sondern auch den Orgasmus.

3.11 Perfektionismus – Humanizer

Perfektionismus stört Lust und Spaß im Bett. Solange wir uns selbst beobachten oder angestrengt auf den Orgasmus hinarbeiten, taucht kein Genuss auf. Unlängst habe ich im Radio ein Liebeslied gehört mit dem Refrain: *All your perfect imperfection.* Die Unperfektheit perfektionieren! Das klingt gut, oder? Es macht Spaß, Unsinn zu machen und Witze zu erfinden. Gut eignet sich auch ein Humanizer (Abb. 3.2).

> Bitte hören Sie die Podcasts NICHT beim Autofahren oder wenn Sie sehr konzentriert beschäftigt sind. Am besten hören Sie sie zum Entspannen im Bett.

3 Sexuelle Lustlosigkeit

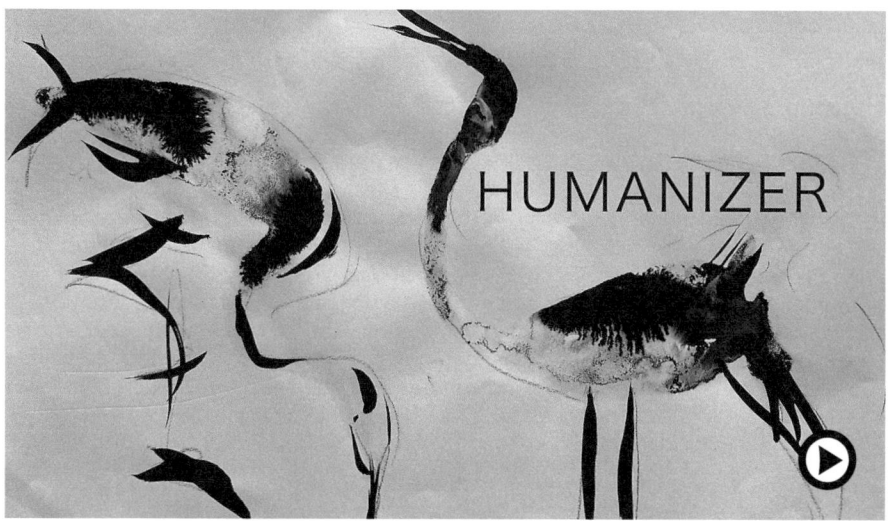

Abb. 3.2 Der Humanizer (▶ https://doi.org/10.1007/000-23k)

Der Humanizer

Perfektionismus geht immer Hand in Hand mit Versagensangst. Daher ist es gut, nicht so perfekt sein zu wollen. Dieser Text richtet sich an Perfektionist*innen:

„Überall gibt es einen Bruch, gibt es einen Fehler, aber genau da kommt das Licht herein. Und in diesem Irgendwie gehen Sie einfach irgendwie tiefer, nicht auf eine ganz bestimmte Art und Weise, sondern so, wie es Ihnen gerade angenehm ist ... kein richtig und kein falsch ... irgendwie ist gut genug und einfach mit Leichtigkeit genauso, wie es Spaß macht und angenehm ist ... sich vorstellen, und sich selbst erlauben, Fehler zu machen ... ist das nicht wunderbar? Und Sie dürfen auch daran scheitern! Daran scheitern, einen Fehler zu machen ... das kann jeder! Darin kann man richtig gut sein!

Heutzutage gibt es elektronische Klaviere, die jede Komposition perfekt spielen. Jeder Ton ist exakt und präzise so, wie er am Notenblatt steht. Man würde keinen Glenn Gould brauchen und keine Martha Agerich und keinen Alfred Brendel ... es könnte einfach das elektronische Klavier fehlerfrei und perfekt spielen. Kein Mensch kann je so fehlerfrei spielen. Perfekte Musik. Aber niemand will sie hören. Perfektion ist langweilig. Wir lieben die Fehler, wir lieben es, wenn Glenn Gould summt, wir lieben es, wenn der Ton nicht genau getroffen wird, wir lieben es, wenn ein Ton zu hoch oder zu tief, zu lang oder zu kurz ist, wenn ein Takt ausgelassen wird ... die Unsauberkeit geht uns unter die Haut. Der belegte Klang der Stimme ... diese ganz spezielle Färbung geht unter die Haut, die Nuance daneben lässt uns erschauern. Darum baut man in die elektronischen Klaviere einen Humanizer ein. Ein Gerät, das die Musik menschlich macht – human ... und dieses Gerät macht nichts anderes, als Fehler. Ein Humanizer hat es eigentlich ganz leicht. Seine Aufgabe ist es, Fehler zu machen. Wir Menschen können das sowieso. Zumindest viele von uns können perfekt Fehler machen, wenn sie es nur

> versuchen … Wenn sie sich darum bemühen, dann gelingt es, Fehler zu machen …. Und dann wird es richtig gut. Dann wird die Musik berührend. Speziell. So wie in diesem Augenblick und nachher nie wieder und nie zuvor. Wegen der Fehler. Sich in die Fehler verlieben … und selbst den Humanizer immer dabei haben … ganz sicher sein, jederzeit Fehler machen zu können … und es ist gut so … genau … so gut. Und geben Sie sich alle Zeit, um dieses angenehm entspannte Gefühl zu genießen … versuchen, mehr Fehler zu machen, sich erlauben, Fehler zu machen und darüber lachen … genau … So großzügig zu sich selbst … so liebevoll zu den eigenen Fehlern und sich immer wieder verzeihen … immer wieder verzeihen … Und dann orientieren Sie sich mit diesem beschwingten Gefühl wieder zurück in Ihren Raum, nehmen Ihren Körper wieder wahr – wie vielleicht ein leichtes Kribbeln in den Fingern oder in den Zehen signalisiert, dass Sie sich bewegen wollen – dem nachgeben und sich bewegen – die Zehen und die Füße; die Finger und die Hände – und dann den ganzen Körper dehnen und strecken und wieder ganz zurückkommen, damit Sie JETZT wieder frisch und munter sind."

Vom Wort „Humanizer" ist es nicht mehr weit zum „Womanizer". Mit den Fehlern kann man spielen und dann daraus eine Qualität entwickeln. Denn er – der Womanizer – hat seinen „Humanizer" im Instrument seines Körpers und darf gelegentlich darauf zurückgreifen.

Leonard Cohen singt in seinem Lied „Anthem" vom Bruch, der überall zu finden ist – aber da kommt das Licht herein. Besonders berührend ist es für viele selbstkritische Menschen, sich ihre Fehler selbst nicht mehr übel zu nehmen. VerSUCHEN, mehr Fehler zu machen erzeugt oft ein erstauntes Lächeln. Vielleicht auch deshalb, weil ein Versuch auch das Scheitern impliziert. Daran scheitern, einen Fehler zu machen, kann ebenfalls amüsieren.

Lieselotte – singt laut und falsch und voll Freude Lieselotte ist 70 Jahre alt, zart gebaut und kraftvoll. Jahre nach dem Tod ihres Lebenspartners geht sie eine Liebesbeziehung zu einem 20 Jahre jüngeren Mann ein, zu Tom. Wegen des Altersunterschieds befürchtet sie abwertende Reaktionen ihres Umfelds. Allmählich wird sie mutiger und zeigt sich auch in der Öffentlichkeit mit Tom und bemerkt erfreut, dass niemand spottet. Die Sorge, sie werde abgelehnt oder andere seien empört, stellt sich als unangemessen dar. Die wichtigen Menschen wenden sich nicht von ihr ab – im Gegenteil. Und so genießt sie ihre Verliebtheit. Sie fühlt sich wieder jung mit Tom und ist dankbar, mit ihm den ersten Orgasmus ihres Lebens zu haben. Und noch etwas gelingt ihr: Sie singt. Lieselotte wollte schon als Kind singen, aber ihre Umgebung hat sich die Ohren zugehalten und ihr nahegelegt, nicht zu singen. Das war ein schmerzvoller Abschied vom gemeinsamen Singen in der Schule und mit

Freund*innen. Doch nun, viele Jahrzehnte später – singt sie gemeinsame mit Freund*innen. Sie sagt: „Ich singe laut. Und ich singe falsch. Und ich hab Freude dabei." Es gelingt ihr, die vornehme Zurückhaltung abzulegen und ihre Wünsche, ihre Lebenslust und ihre Leidenschaft in ihr Leben zu integrieren.

Was Lieselotte hier erlebt, nennt die Wissenschaft ein „sexy Mindset" (https://neurosciencenews.com/attraction-mindset-17072/). Sind wir erotisiert und fühlen uns sexuell anziehend, dann sinkt die Angst vor Zurückweisung. Wir charakterisieren uns selbst als unwiderstehlich – es kann sogar passieren, dass wir unsere Attraktivität überschätzen. Im Extremfall kann das dazu führen, dass wir das Gegenüber vollkommen missverstehen und diejenige Person, mit der wir flirten möchten, eigentlich gar kein Interesse hat. Meist aber führt es dazu, dass wir mutig und libidinös auf andere zugehen und dadurch erfolgreich Kontakte herstellen. Indem wir antizipieren, dass uns unser Gegenüber verführerisch empfindet, gehen wir hoch motiviert Beziehungen ein und aktivieren unsere eigenen romantischen Empfindungen. In solch einer erotisch lustvollen Stimmung erleben wir Kontakte so, wie wir sie uns wünschen. Wenn wir uns sexy fühlen, sind wir nicht nur offener für erotische Kontakte, sondern wir projizieren die Gefühle des Begehrens in die andere Person. Wenn der Wetterbericht für morgen Sonnenschein prognostiziert, dann freuen wir uns schon heute darauf – insbesondere im Urlaub. Und so inständig sehnen wir uns auf die Begegnung mit der geliebten Person, wenn wir schon vorher sicher sind: Es wird schön! Das können wir bahnen. In der Psychologie nennt man diesen Prozess „Priming". Lieselotte gelingt dies so: Sie erinnert sich am Weg zu Tom daran, wie sie ihn kennen gelernt hat, wie sie gemeinsam lachen mussten, wie sie von einander angezogen sind. Manchmal sieht sie sich ein Foto an, auf dem sie gemeinsam fröhlich sind, manchmal riecht sie an seinem T-Shirt, das auf dem Bett liegt. Dieser Reiz des Geruchs (es kann auch eine Geste, ein Klang, etc. sein) aktiviert das Gedächtnis. Das darauffolgende Erlebnis wird durch die Stimmung dieses bahnenden Reizes eingefärbt. Und dies beeinflusst dann, wie man die Situation bewertet und entsprechend verhält man sich. Zum Beispiel gehen Menschen langsamer nachdem Reize über das Altern gebahnt wurden. Analog dazu wollen wir das Gefühl bahnen, sexy zu sein und eine erotische Begegnung steht bevor. In der Hypnosetherapie bezeichnet man es als Säen („seeding"): Diskret werden Reize gestreut, die Gedächtnisinhalte aktivieren. Erotische Reizen werden genutzt, damit man sich begehrenswert und lustvoll erlebt. Die erotisierte Stimmung erleichtert den Zugang zu lustvollen Erinnerungen und die Erwartung freudvoller Begegnungen. Unsere Stimmung ist der entscheidende Parameter, wie stark die Lust wächst (und im Sport: wie gut die Performance ist) und nicht das Alter oder sonstige Aspekte. Negative Emotionen würden uns warnen und wir müssten vorsichtig sein, kritisch beobachten, kontrollieren, adaptieren, angestrengt nachdenken. Positive Emotionen hingegen befreien, sie signalisieren uns: Alles ist in Ordnung! Wir können uns gehen lassen, dürfen spielen und vergnügt auskosten. Lassen Sie Ihren Wetterbericht prognostizieren: Morgen strahlt die Sonne und erlauben Sie sich, frei zu spielen, improvisieren, flirten und genießen.

Olivia – mit Bergschuhen im Theater Olivia, eine sehr hübsche, elegante Frau, geht mit ihrem neuen Freund ins Theater. Da sie vorher eine Bergtour macht, trifft sie ihn direkt im Foyer des Theaters. Am Weg dorthin kommt sie in einen Stau. Nun muss sie entscheiden: Entweder sie fährt nach Hause, zieht sich um und kommt viel zu spät, vielleicht erst zur Pause oder zum Ende des Stücks. Oder sie fährt direkt zum Theater und bleibt in Jeans, Pullover und Bergschuhen. Olivia entscheidet sich für die zweite Variante. Sie plant, dass sie ihrem Freund so intensiv in die Augen blickt, dass er gar nicht dazukommt, ihre Schuhe zu bemerken. Es gelingt. In der Pause strahlt sie ihn an und bringt ihn so sehr zum Lachen. Selbst wenn er die Bergschuhe sehen würde, es wäre bedeutungslos. Olivia nutzt den Halo-Effekt. „Halo" bezeichnet den Hof des Mondes oder den Heiligenschein einer Person. Olivias „Halo" ist ihr Charme und ihre Schönheit – nicht nur bei diesem Theaterbesuch. Wie vom Mondschein werden alle Sterne überstrahlt. Ihr Freund verallgemeinert ihre Ausstrahlung und bewertet auch die Bergschuhe als wunderbares Outfit für das Theater … Und recht hat er!

Auch für Peter ist es wichtig, seinen Perfektionismus in Freude zu verwandeln:

Peter – löst sich aus der Überforderung Peter scheint auf den ersten Blick alles im Griff zu haben. Er ist ein erfolgreicher, attraktiver Manager, dynamisch, eloquent, er fliegt von Termin zu Termin durch viele Länder. Zu mir kommt er, weil er nach einem Jahr Beziehung noch nie penetrativen Sex mit seiner Geliebten hatte. Er erzählt mir einen Traum, der ihn sehr bewegt hat: Er liegt an der Brust einer Frau und wird gestreichelt bis er zur Ejakulation kommt. Entspannt spürt er, wie er von ihr gut und warm gehalten wird. Er fühlt sich sicher und möchte vorerst nur genährt und gehalten werden und ganz passiv sein dürfen. Zwar erledigt er seine beruflichen Termine nach außen hin souverän, innerlich aber doch von Selbstzweifeln geplagt, ob er den Erwartungen genügt. Und er hat große Angst zu scheitern. Überfordert wie er ist, erträgt er keine zusätzlichen Erwartungen, denen er meint entsprechen zu müssen. Erst nach ausgiebigem Auftanken von mütterlichem Halten und Geborgenheit kann er sich seinem sexuellen Begehren mit seiner Partnerin zuwenden. Das bedeutet, beide schalten in ihren erotischen Aktivitäten einen Gang zurück und entdecken, wie schön es ist, spazieren zu gehen und einander an den Händen zu halten. Oder aber unvernünftig infantile Spiele mit einander zu machen. Es erleichtert Peter, dass seine Geliebte darauf einsteigt und er mit ihr nach Herzenslust ausgelassen sein darf. Er erfindet Spiele, verbindet ihr die Augen, lässt Honig oder Schlagobers auf ihre Brüste tropfen und schleckt es ab oder tropft Zitronensaft in ihren Bauchnabel und saugt ihn auf. Sie ist kitzlig und muss dabei lachen und das animiert ihn, sein Blödeln zu intensivieren und die Rollen zu tauschen. So kann er seinen Beruf während des Liebesspiels vergessen und tief eintauchen ins lustvolle gemeinsame Erleben.

> Bitte hören Sie die Podcasts NICHT beim Autofahren oder wenn Sie sehr konzentriert beschäftigt sind. Am besten hören Sie sie zum Entspannen im Bett (Abb. 3.3).

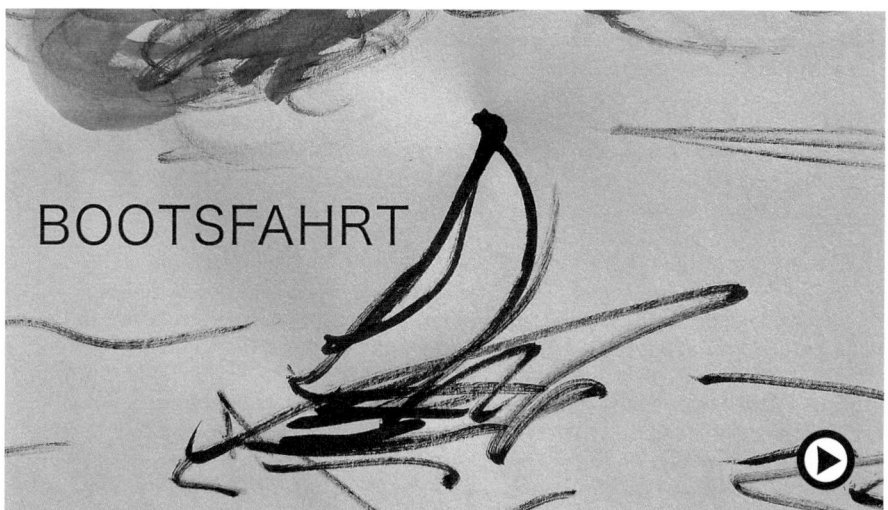

Abb. 3.3 Bootsfahrt (▶ https://doi.org/10.1007/000-23n)

Boot

Wie eine Fahrt in einem Boot entspannt genossen werden kann.

Um dies nachzuempfinden, lehnen Sie sich einfach zurück in Ihrem Sessel … und wenn Sie sich jetzt ganz allmählich auf Ihre Art und Weise entspannen … zurücklehnen, sich hinein sinken lassen in den Stuhl, auf dem Sie sitzen oder hineingleiten in die Bank oder das Bett, auf dem Sie liegen … genau … die Augen schließen oder einfach schwer werden lassen … ganz angenehm … die leichte Schwere genießen … erzähle ich Ihnen vom Boot-fahren …. Vom Schaukeln im Boot und gleichmäßig Dahingleiten am Wasser … angenehm im eigenen Rhythmus … genau … und in der Mitte des Sees die Ruder einziehen und sich im Bauch des Bootes gemütlich hinlegen. Die kleinen Wellen schaukeln das Boot angenehm von links nach rechts und wiegen Sie im Boot hin und her, ganz gleichmäßig und angenehm. Sie hören das leichte Plätschern, wenn die Wellen das Boot berühren und schaukeln. Das gleichmäßige Schaukeln kann beruhigen und weckt vielleicht ganz frühe im Körper gespeicherte Erinnerungen … getragen … gehalten und geschaukelt werden. Denn Gehalten-werden ist die früheste Erfahrung für einen Menschen sich geliebt zu fühlen. Erinnerung und Sehnsucht mischen sich … Sie fühlen sich lebendig und gleichzeitig entspannt. Und manchmal entspannt sich der Körper, während die Gedanken sich angenehm getragen und geschaukelt fühlen und manchmal fühlt sich der Körper tief entspannt … während sie einfach tief und tiefer gehen ganz angenehm in ihrem Rhythmus. So entspannt schaukeln im Boot oder in einer Hängematte erzeugt im Gehirn Schlafspindeln, wenn wir so angenehm entspannt sind und geschaukelt werden, wie in einer Hängematte hin und her schweben, ganz angenehm im eigenen Rhythmus selbst gestaltet … und Schlafspindeln beruhigen und lassen uns dösig werden und manche Menschen nicken dabei ein wenig ein. Und Sie genießen es, im Bett liegen und spüren, wie die Matratze bei jeder Bewegung mitschwingt und an die Wellenbewegungen erinnern … So angenehm in einer Hängematte liegen und hin und her schwingen oder im Boot während eine sanfte Brise über ihren Körper streichelt … Diese gleichmäßige Bewegung, selbst initiiert, während die Wellen gegen das Boot plätschern und der Körper gehalten wird, sich sicher und angenehm behaglich anfühlt, erleichtert Einschlafen und lässt eine leichte Schwere auftauchen, die so angenehm beruhigt.

Aber manchmal – in dem Boot – am Meer wird das Schaukeln lebhaft … und wild … Und ungestüm … Dann sind die Wellen hoch und lassen das Boot tanzen. Dann ist es gut, auch die hohen Wellen zu genießen. Sich an der Reling festhalten und ins aufgewühlte Meer blicken – Wirbel, Strudel, Strömungen, Tosen, Spritzen, … und manchmal erwischt ein Spritzer das Gesicht oder den eigenen Körper … dann die Sicherheit im eigenen Körper sich ausbreiten lassen … Die Sicherheit, gut und stark die Balance halten, geschickt das Gleichgewicht halten, und die Gischt erfrischt und wühlt auf … die wilde See, wie dunkel und aufregend … sich von der Gewalt bewegen lassen … Und gleichzeitig die eigene Standfestigkeit spüren … ganz sicheren Halt haben, festen Stand … als seien die Füße fest verankert … fest verwurzelt mit dem Boden … die Wurzeln tief hinunter … Und Sie selbst voll Kraft … Und dieses Gefühl einerseits von Ruhe und andererseits von der Kraft und Ihrem sicheren Stand, Ihrer Standhaftigkeit und Standfestigkeit, das breitet sich aus in Ihrem Körper mehr und mehr … Kommt überall dahin, wo Sie es brauchen. Und wenn Sie so ein angenehmes Schaukeln spüren, dann steuern Sie es selbst, bringen in Bewegung mit Ihrer Kraft. Und all

> das, was wichtig ist für Sie, behalten Sie, behält Ihr Körper und Ihr unbewusster Verstand, während Ihr bewusster Verstand das alles ruhig wieder vergisst … Und dann orientieren Sie sich zurück in den Raum in dem Sie sind und auf den Sessel, auf dem Sie sitzen und fühlen sich frisch und munter. Jede Faser Ihres Körpers ist erfrischt und stark und munter. Und Sie dehnen sich und strecken sich und sind JETZT wieder ganz da!

Heinrich – schaukelt im Rhythmus des Boots Heinrich ist ein älterer Mann mit einigen Beschwerden des Bewegungsapparats, seit 30 Jahren verheiratet und etwas erschöpft und müde. Mit seiner Frau hat er schon monatelang keinen Sex mehr gehabt. In Trance taucht spontan das Bild einer Erinnerung aus Jugendtagen auf: Er liegt in einem Ruderboot am Boden und eine Frau sitzt nackt auf ihm und sie lieben einander im Rhythmus der Wellen. Die gleichmäßigen Bewegungen des Bootes und des Körpers der Frau und seine eigenen und die frivole Lust inspirieren ihn. Erinnerung und Sehnsucht mischen sich zu einem für ihn sehr anziehendem Erleben. Er fühlt sich lebendig und spürt seit langem wieder einmal körperliche Lust. Dieses Bild taucht wieder vor seinem inneren Auge auf, als er abends mit seiner Frau im Bett liegt und die Matratze bei jeder Bewegung mitschwingt und seine Körpererinnerung an die Wellenbewegungen wachruft. Er ist ganz glücklich und erregt und vergnügt sich seit langem wieder mit ihr sexuell. Sein überraschendes Bild des Schaukelns hat eingefahrene Muster unterbrochen und Platz für etwas lang Verschüttetes geschaffen.

Monotonie beim Sex kann Lust verringern, aber auch zu wenig Vertrauen in sich selbst und die Partnerin oder den Partner und damit einhergehende Ängste, Scham und Schuld. Ein anderes Symptom, das die Lust beschneidet, sind Schmerzen beim Geschlechtsverkehr.

4

Schmerzen beim Geschlechtsverkehr

Inhaltsverzeichnis
4.1 Umarmen, halten, streicheln.. 42
4.2 Schmerzen und Selbsthypnose... 44
4.3 Übungen... 46

Eine große amerikanische Studie zeigt, dass 15 Prozent der Frauen über wiederkehrende Probleme mit Schmerzen beim Geschlechtsverkehr berichten. Am meisten betrifft dies junge Frauen unter 25 Jahren. So häufig ist dieses quälende Erleben!

Auf alle Fälle sollten diese Beschwerden gynäkologisch oder urologisch abgeklärt werden. Falls eine Entzündung vorliegt, führt dies zu Schmerzen, Brennen oder Jucken vor allem am Eingang der Scheide. Auch nach Verletzungen bei der Geburt eines Kindes kann es noch einige Zeit zu Schmerzen kommen. Die gynäkologische Therapie kann gut mit Selbsthypnose kombiniert werden. Auch Frauen, die ein Trauma erlebt haben, zum Beispiel eine Vergewaltigung, oder selbst als Kind vernachlässigt worden sind, haben häufig Schmerzen beim Sex. In diesem Fall hilft Psychotherapie, am besten eine Traumatherapie. Auch bei Vaginismus, bei unwillkürlicher Verspannung der Vaginalmuskulatur, sollte mit Psychotherapie behandelt werden. Selbsthyp-

---

Ergänzende Information Die elektronische Version dieses Kapitels enthält Zusatzmaterial, das berechtigten Benutzern zur Verfügung steht https://doi.org/10.1007/978-3-662-62379-4_4. Die Videos lassen sich mit Hilfe der SN More Media App abspielen, wenn Sie die gekennzeichneten Abbildungen mit der App scannen.

nose kann zwar unterstützen, ist aber insbesondere bei traumatischen und sehr schmerzhaften Erlebnissen in der Vergangenheit keine ausreichend wirksame Behandlung.

Bei mangelnder Feuchtigkeit der Scheide nach den Wechseljahren wird die Haut der Vagina dünner und empfindlicher. Hier hilft es, wenn Vagina und Vulva gut durchfeuchtet sind. Auf Sex verzichten sollten die Frauen nicht, denn dann besteht das Risiko, dass sich die Vagina verengt. Auch hier ist es wichtig, die erogenste Zone zu erregen, die Phantasie.

Manchmal klagen Frauen, dass der Penis des Partners so groß ist, dass es schmerzt. Auch hier ist es wichtig, mit Gel oder Babyöl die Vulva und den Eingang der Scheide gut zu durchfeuchten. Manche Männer können sich vielleicht nicht vorstellen, dass ein großer Penis schmerzt, wenngleich sie sich sorgen, ob ihrer groß genug ist. Doch über einen kleinen Penis hat sich noch nie eine Frau bei mir beschwert. Hilfreich ist es, wenn die Frau selbst die Position wählt, bei der sie steuern kann, wann und wie tief er eindringt. Auch wenn die Frau wenig erregt oder sehr gestresst ist, bleiben ihre Genitalien trocken und es schmerzt. Wenn sie trotzdem tapfer weitermacht, aktiviert sie die Schmerzspirale und die Verspannung verstärkt sich noch mehr. Dadurch steigt wiederum die Trockenheit und dies intensiviert den Schmerz. Ganz wichtig ist es, mit Gleitgel oder Babyöl die Scheide geschmeidig zu machen und das Vorspiel so lange auszubauen – mindestens 30 Minuten – bis die Frau sich bereit fühlt. Die Anspannung der Vaginalmuskulatur kann durch physiotherapeutische Übungen gelockert werden. Dabei werden Beckenboden und Vagina so angespannt, als würde man den Urinstrahl unterbrechen – und dann wieder entspannt und lockergelassen. Auch Dehnungsübungen sind hilfreich zum Beispiel im Schneidersitz gemütlich die Knie nach außen und unten wippen wie ein Schmetterling, der auf einer Blüte sitzt. Die Übung kommt aus dem Yoga und hat den schönen Namen: Schmetterling. Und zusätzlich hilft Selbsthypnose in Stimmung zu kommen.

Besonders nützlich bei der Schmerzbewältigung ist es, die Ausschüttung körpereigener Substanzen zur Schmerzlinderung und Entspannung zu aktivieren. Dies gelingt besonders gut durch umarmen, halten und streicheln, einander innerlich und äußerlich berühren.

4.1 Umarmen, halten, streicheln

Der Kinderarzt Donald Winnicott (1960/1984, S. 62 f.) hat festgestellt: *„Zum Halten gehört besonders das physische Halten und Tragen des Säuglings, das eine Form der Liebe ist."* Gehalten werden sieht er als Schutz des Babys vor dem endlosen Fallen und Verschwinden. Auch nach dem Orgasmus, dem kleinen Tod, dem „petit mort", wollen viele Menschen gehalten werden. Über die Haut fühlen wir uns liebkost und geliebt. Nach der Begierde und Lust einfach noch beisammen liegen kann Vertrauen aufbauen und entspannen. Gemeinsam schlafen oder einander halten erleben viele Menschen als ein sattes, zufriedenes Gefühl, auch nach dem Sex. Man weiß auch, dass der menschliche Körper beim Streicheln insbesondere am Hinterkopf, Rücken und an der Außenseite der Arme besonders viel Oxytocin ausschüttet. In diesen Körperregionen sind die C-reaktiven Fasern lokalisiert (vgl. https://www.mdr.de/wissen/streichelsinn-durch-c-taktile-sinneszellen-100.html). Diese leiten den Reiz langsam ans Gehirn weiter und zwar direkt zur Insula, die Emotionen reguliert und Sinneseindrücke integriert. Über hoffentlich befriedigende und lustvolle Körperdialoge mit Mutter und Vater entwickeln wir unser Körperbild und das Gefühl, im eigenen Körper zu Hause zu sein. Diese Erfahrungen bestimmen unser späteres Kontaktverhalten. Angenehme und liebevolle Berührungen heben die Laune, erhöhen die Aufmerksamkeit, vertreiben Hunger und Müdigkeit und dämpfen Schmerzen. Auch beim Sex werden – wenn wir uns gut aufgehoben und gut umfasst und gehalten fühlen – Endorphine ausgeschüttet, die zur Entspannung beitragen und helfen loszulassen. Dies ist besonders wichtig für Frauen, die Schmerzen oder Verspannungen der Vagina beim Geschlechtsverkehr haben: Ausgiebiges Streicheln und Liebkosen erleichtern durch die Ausschüttung von Oxytocin und Endorphinen den schmerzfreien Genuss.

J.D. Salinger (1951/1970, S. 98) lässt seinen Helden Holden Caulfield sagen: *„… that a woman's body is like a violin and all, and that it takes a terrific musician to play it right."* Der junge Mann möchte auf dem Körper einer Frau virtuos wie ein Musiker Violine spielen können. Zwar bedient Salinger ein Geschlechtsstereotyp der passiven Weiblichkeit und der Frau als Instrument, an der der Mann seine sexuellen Skills erprobt und vorführt. Trotzdem ist die Vorstellung interessant, wie hingebungsvoll und konzentriert ein Violinist musiziert. Bei diesem Musizieren kennt man mittlerweile auch die optimale Geschwindigkeit: Langsames Streiche(l)n, also nur ein paar Zentimeter pro Sekunde, mit nur leichtem Druck ist besonders erotisch. Allerdings machen diese Berührungen Frauen mehr Lust auf Sex und sind manchmal ein wichtiger Bestandteil des Vorspiels. Bei Männern ist dieses langsame Streicheln oft sogar kontraproduktiv für sexuelles Verlangen und es kann vorkommen, dass es sie abturnt.

Berührungen spiegeln
Eine aktuelle Studie (https://neurosciencenews.com/mirror-touch-intimacy-16824/) bestätigt: Wir spiegeln Berührungen indem wir unsere Part-

ner*in dort berühren, wo wir selbst gerne berührt werden möchten. Und all das korreliert mit dem Blick: Wenn wir es genießen, dass eine bestimmte Stelle unseres Körpers betrachtet wird, wollen wir dort auch berührt werden. Der Blick fühlt sich beinahe wie eine Berührung an. Wir können einander mit den Augen ausziehen und mit den Augen auffressen. Vor allem Männer betrachten lieber den nackten Körper ihrer Partnerin und berühren ihn auch lieber als den eigenen. Und Männer sind hier offenbar besonders feinfühlig: Sie erkennen rascher die Körperregionen, an denen Frauen berührt und angeblickt werden wollen als Frauen dies bei ihren Partnern tun. Wenn wir gerne an den Ohren berührt werden, berühren wir wahrscheinlich unsere Partnerin bzw. unseren Partner häufig an den Ohren. Wenn ein Mann einer Frau direkt in die Augen blickt, kann es passieren, dass sie das erregt. Umgekehrt erregt es ihn, wenn die Frau seine Genitalien betrachtet. Dies wiederum empfinden viele Frauen aber nicht als erregend. Nicht immer stimmen die Empfindungen beim Blicken überein und die Erregung folgt nicht reziprok dem Scheinwerferlicht der Aufmerksamkeit.

Aber: Übung macht die Meister*innen. Im Zweifelsfall probieren Sie einfach aus, welche Blicke und Berührungen anregen.

4.2 Schmerzen und Selbsthypnose

In einem Seminar bei Burkhard Peter habe ich Möglichkeiten der Beeinflussung von Schmerzen kennen gelernt. Dazu ist es hilfreich, dem Schmerz eine Gestalt, eine Stimme oder ein Symbol zu geben. Mit diesem kann verhandelt werden und das verändert den Schmerz. Er kann aber auch eine andere Bedeutung erhalten oder aber entlassen werden, nachdem er seine Botschaft mitgeteilt hat.

Und viele Frauen profitieren vom Gefühl, der Schmerz fließt aus dem Körper.

> Bitte hören Sie die Podcasts NICHT beim Autofahren oder wenn Sie sehr konzentriert beschäftigt sind. Am besten hören Sie sie zum Entspannen im Bett (Abb. 4.1).

4 Schmerzen beim Geschlechtsverkehr

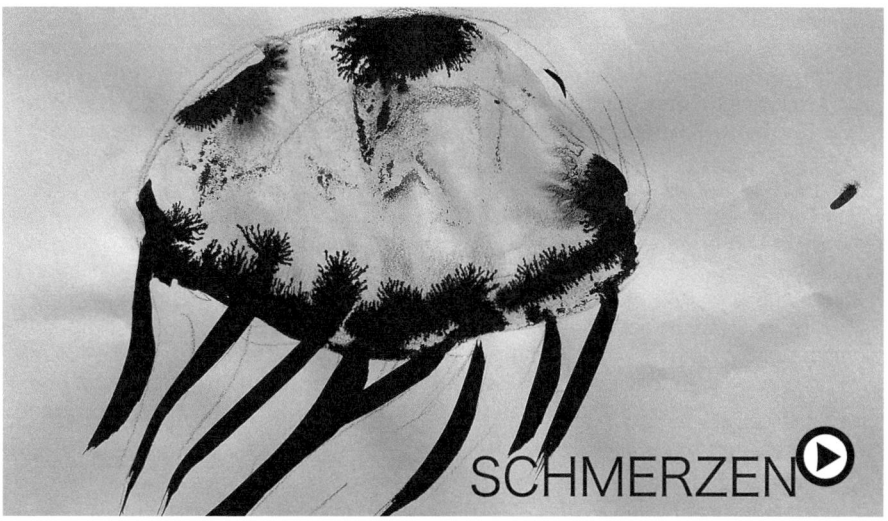

Abb. 4.1 Schmerzen beim Geschlechtsverkehr (▶ https://doi.org/10.1007/000-23q)

Schmerzen beim Geschlechtsverkehr

Wie es gelingen kann, Unangenehmes abfließen zu lassen.

Wenn Sie sich nun ein bisschen entspannen und die Augen schließen … mit ein paar tiefen Atemzügen zur Ruhe kommen … sich zurücklehnen und es sich behaglich machen, da, wo Sie gerade sind, sich hinein sinken lassen in Ihre Sitzgelegenheit, eine leichte Schwere sich ausbreiten lassen …

Und dann gehen Sie zu dem Schmerz … der Schmerz in Ihrer Körpermitte … und stellen Sie sich darauf ein, dass der Schmerz wie eine zähe, träge Flüssigkeit ist, die den Körper hinabfließt … Der Schmerz kann vom Ursprungsort hinunterfließen an den Innenseiten der Oberschenkel entlang … tief und tiefer hinunterfließen, abrinnen, abtropfen, wie eine träge Flüssigkeit abfließen, wie Honig, der langsam, ganz langsam abtropft, tief und tiefer hinab … genau … über die Kniekehlen weiter hinunter und von dort ganz allmählich über die Waden … die Außenseiten und Innenseiten der Unterschenkel hinunter bis zu den Knöcheln … tief und tiefer fließt … abfließt und abrinnt … über die Innenknöchel und den inneren Fußrand bis zur großen Zehe. Und über die Außenknöchel den äußeren Fußrand entlang bis zur kleinen Zehe, bis in die Zehenspitzen und dann weiter … und weiter und tiefer hinunter … Und wenn Sie möchten, fließt er durch die Zehen weiter und weiter auf den Boden, tropft hinunter wie Regentropfen die Fensterscheibe hinunterfließen in kleinen Bächen … zusammenfließen und dann weiter rinnen … als würde der Schmerz aus dem Körper fließen wie wenn man Honig aus einem Topf tropfen lässt hinunter auf ein Stück Brot, das ihn aufnimmt … und tief unten im Boden verwandelt sich die Flüssigkeit in eine Kraft … der Schmerz hat seine Botschaft erfüllt … Er hat ihnen etwas mitgeteilt … Sie

> brauchen ihn nicht mehr …. Er darf hinunterfließen bis in die Erde oder wie der Honig hinunter auf die Scheibe Brot … Und tief unten verwandelt er sich in eine Kraft. Wie eine Verwandlung in eine Kraft, die hilfreich ist für Sie. Und wenn Sie wollen, beißen Sie kraftvoll in die Schnitte Brot und nutzen all die Energie und Kraft und Ihren Mut und Ihre Tapferkeit und erlauben sich zu genießen. Und dann erlauben Sie sich, ein befreites Gefühl zu genießen … sich befreit fühlen und erleichtert … genau … Weil da etwas verändert ist, sodass es gut ist für Sie … und Sie sich erlauben, wohl und behaglich fühlen in Ihrem Körper … Und von Bereichen, die sich jetzt schon angenehm entspannt und befreit anfühlen, kann dieses gute Gefühl dahinfließen, wo Sie es brauchen können … ganz allmählich … ganz behutsam … überall dahin, wo Sie es brauchen … Und mit diesem entspannten, angenehmen Gefühl orientieren Sie sich wieder zurück – kommen jetzt wieder ganz zurück mit ein paar angenehm erfrischenden Atemzügen und ein paar angenehmen Bewegungen Ihres Körpers sind Sie jetzt wieder ganz da!

4.3 Übungen

Diese Übungen eignen sich nicht nur für Frauen mit Schmerzen beim Geschlechtsverkehr, sondern auch nach einer Geburt sowie bei Frauen nach der Menopause oder bei Frauen, die schon länger keinen Sex hatten und schon ein bisschen aus der Übung sind. Geben Sie sich Zeit! Und üben Sie in kleinen Schritten! Machen Sie die Übungen für sich ganz alleine. Wie eine Treppe gehen Sie Stufe für Stufe weiter. Sie dürfen jederzeit zur vorigen Stufe zurückkommen und dort verweilen, solange Sie wollen. Beginnen Sie mit der Übung den Beckenboden anspannen und lockerlassen. Dann atmen Sie bewusst tief hinein in Ihren Bauch. Und erst dann beginnen Sie, neugierig zu sein, wie sich Ihr Geschlecht anfühlt und wie es aussieht. Geben Sie sich Zeit!

4.3.1 Übung: Beckenboden aktivieren und entspannen

Verspannt die Frau ihre Vagina und ihren Beckenboden, schützt sie sich unbewusst vor der Penetration. Indem sie mit Gymnastik ihren Beckenboden stärkt, intensiviert sie vorerst diesen Schutz willentlich. Dies macht sie sicher, jederzeit darauf zurückgreifen zu können. Dann erst folgt die Entspannung, insbesondere des Beckenbodens.

Wie bei der progressiven Muskelentspannung spannen Sie zuerst für 10 Sekunden eine Muskelgruppe fest an und lassen dann locker. Gehen Sie Region für Region den ganzen Körper durch. Sie beginnen mit den Schultern, Armen und Händen und spannen sie 10 Sekunden lang fest an und lassen sie dann ganz locker. Dann gehen Sie weiter zum Bauch und Rücken, zu den

Ober- und Unterschenkeln und zu den Füßen. Nachdem so Schritt für Schritt der Körper gelockert ist, spannen Sie 10 Sekunden das Gesäß und den Beckenboden ganz fest an und lassen ihn dann ganz locker. Genießen Sie, wie der Körper nach der Muskelanspannung gut durchblutet und behaglich warm und gelockert ist.

4.3.2 Übung: Atmen

Da sich beim oberflächlichen Atmen auch häufig das Zwerchfell und die Bauchdecke verspannen, atmen Sie tief, tief in den Bauch hinein. Machen Sie diese Übung zuerst mit offenen Augen und im Stehen. Und dann, wenn Sie sich sicher fühlen, legen Sie sich auf den Rücken und schließen die Augen. Legen Sie die Hände sanft auf die Bauchdecke und spüren Sie, wie sich die Bauchdecke beim Einatmen leicht hebt und beim Ausatmen senkt. Verlangsamen und vertiefen Sie allmählich die Atmung. Öffnen Sie dabei leicht den Mund und entspannen die Muskulatur des Kiefers. Wenn Sie sich dabei wohlfühlen, machen Sie kleine, sanfte Bewegungen mit dem Becken. Ganz angenehmes Kreisen mit dem Becken, so, wie Sie sich wohlfühlen, während Sie tief in den Bauch hinein atmen.

4.3.3 Übung: den eigenen Körper entdecken

Vielleicht haben Sie noch nie Ihre Schamlippen, ihre Klitoris und den Eingang Ihrer Scheide betrachtet. Um Ihren Körper auch an verborgenen Stellen zu erkunden, können Sie mit einem Spiegel auf Entdeckungsreise gehen. Und dann erlauben Sie sich, ganz zart und sanft Ihre Schamlippen zu berühren. Dabei dürfen Sie sich ganz sicher fühlen. Ihr Körper kennt Ihre Bakterienflora und sie gehört zu Ihnen. Betasten Sie neugierig und sanft Ihr äußeres Genitale. Kommen Sie ganz sachte mit Ihrem Finger überall dahin, wo Sie gerne spüren möchten, wie sich eine Berührung anfühlt. Geben Sie sich Zeit.

4.3.4 Übung: mit einem Finger tasten

Verwenden Sie dafür Mandel- oder Olivenöl und geben ein bisschen davon auf den Finger, der neugierig untersuchen will: Und Sie kennen ja schon die angenehme tiefe Bauchatmung und die sanften kreisförmigen Bewegungen mit dem Becken. Erlauben Sie Ihrem Finger, den Eingang der Scheide zu betasten. Und dann, wenn Sie neugierig sind und wenn Sie das möchten, dann

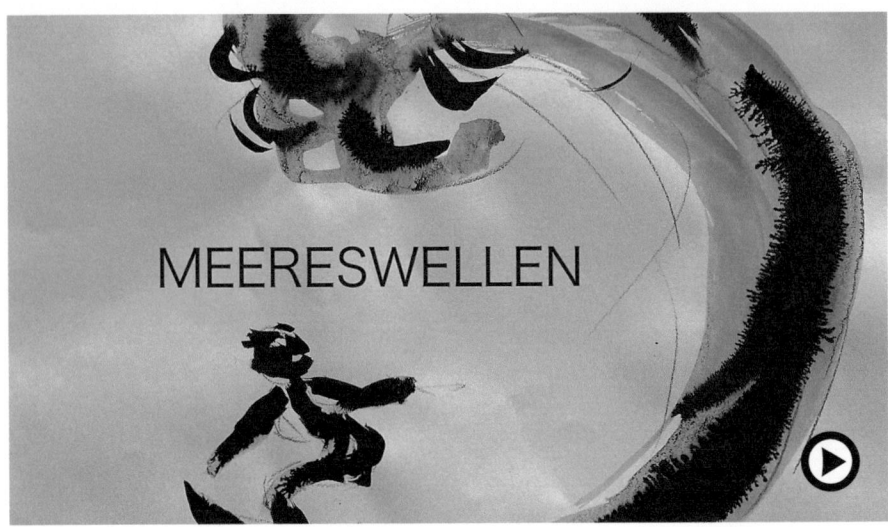

Abb. 4.2 Meereswellen (▶ https://doi.org/10.1007/000-23p)

darf die Fingerkuppe ein ganz kleines bisschen die Vagina erkunden. Sachte und langsam, so, wie es gut ist für Sie. Und stellen Sie sich vor, Ihr Bauch lächelt Ihnen zu, während Sie auf Erkundung sind und Ihr Körper flüstert Ihnen zu: „Ja"

Und erst, wenn diese Übungen leichtfallen, dann erlauben Sie sich, dass der Finger sich weit und weiter voran tastet. Und wenn Sie Lust haben, gesellt sich ein zweiter Finger dazu, während Sie tief und langsam in den Bauch atmen. Das sachte und vorsichtige aber auch zärtliche Spiel der Berührungen breitet sich aus wie Wellen, die sich an den Körper schmiegen. Die angenehmen Berührungen sind selbst gesteuert. Der nächste Podcast bzw. Trancetext soll dies spürbar machen (Abb. 4.2).

> Bitte hören Sie die Podcasts NICHT beim Autofahren oder wenn Sie sehr konzentriert beschäftigt sind. Am besten hören Sie sie zum Entspannen im Bett.

Meereswellen

Wie schön es ist, sich angenehm entspannt und lustvoll dem Spiel der Wellen hinzugeben.
    „Ich möchte Sie jetzt einladen, in Gedanken am Meer zu spazieren … als wären Sie auf Urlaub … sich diese kleine Auszeit gönnen … zum Ausruhen … zum Wohlfühlen … zum Ganz-für-sich-selbst-da-sein … während Sie sich hinein sinken lassen in Ihren Sessel oder in Ihr Bett … so, wie die Zehen im Sand einsinken, wenn

> Sie über den Strand gehen ... das angenehme Gefühl in den Füßen, wenn sie so Schritt für Schritt sich entspannen und .... sich dann hinsetzten in den angenehm warmen Sand ... hinlegen ... spüren, wie der Sand nachgibt unter Ihrem Körper, Sie sanft hält, Ihre Konturen berührt ... warm und behaglich ... und vielleicht haben Sie Lust und erlauben sich, es da bequem zu machen und an der Stelle liegen, an der Land und Wasser einander berühren. Dieser ganz besondere Bereich ... Wasser und Land berühren einander ... ein ganz angenehmer Kontakt, wenn die kleinen Wellen verspielt ans Ufer kommen mit ihren Schaumkronen ... und dem angenehmen Auf und Ab ... Und eine kleine freche Welle berührt Ihre Zehen ... spielerisch ... genau ... und vielleicht entsteht ein angenehm erfrischendes Kribbeln in Ihren Zehenspitzen. Dann ziehen sich die Wellen wieder zurück ... und kommen wieder. Dann erreichen ein paar Wellen die Knöchel und benetzen angenehm die Knöchel ... und ziehen sich wieder zurück ... Und kommen wieder und diesmal berühren sie die Zehen und die Knöchel und wagen sich weiter bis zu den Waden und berühren diese angenehm und zart und ziehen sich wieder zurück ... Wenn Sie wollen, kommen die Wellen noch ein kleines bisschen weiter von den Zehenspitzen über die Knöchel und die Waden bis zu den Knien ... genau ... bis zu den Knien ... und ziehen sich wieder zurück ... Sie dosieren, wie weit die Wellen kommen ... Und dann ziehen sie sich wieder zurück und kommen sachte wieder. Und jedes Mal umspielen sie sanft Ihren Körper, das Wasser schmiegt sich um Ihren Körper. Wenn Sie möchten, dann kommen die Wellen ganz sanft noch etwas weiter und umspielen Sie, weiter und weiter von den Zehenspitzen über die Knöchel, die Waden, bis zu den Knien und weiter die Oberschenkel ganz angenehm entlang ... bis zur Hüfte und berühren und streicheln den Körper so, wie es angenehm ist für Sie ... und wenn Sie es wollen, streicheln sie Ihre Oberschenkel ... berühren sanft Ihr Gesäß und wagen sich behutsam vor ... bis zur Klitoris, ganz leicht und ganz so, wie es Ihnen angenehm ist, einfach sich angenehm entspannt und lustvoll dem Spiel der Wellen hingeben ... Wenn Sie das möchten ... die Wellen wagen sich ein kleines Stückchen weiter ... manchmal zart und manchmal kühn, so, wie es Ihnen gut tut ... und ziehen sich dann wieder zurück ... sie dürfen gerne auch wieder zurück bis zu den Zehen ... und erst wenn Sie das wollen wieder wie eine angenehme Berührung Ihren Körper liebkosen ... Vielleicht dürfen sie beim nächsten Mal ein kleines bisschen weiter bis zu Ihrem Nabel ... vielleicht irgendwann ... ganz so, wie es Ihnen angenehm ist ... mit dem guten sicheren Gefühl ... Sie steuern es ... genau so, wie es gut ist für Sie. Ich lasse Sie allein zum Ausprobieren ... genau ... mhm ... im Rhythmus der Wellen ... im Rhythmus, den der Körper von allein findet ... genau ... immer tiefer spüren und genießen ... sich mehr und mehr wohl und behaglich und warm fühlen ... Und mit dem tiefen inneren Wissen – Sie können jederzeit an diesen Ort zurückkehren ... Wenn Sie das wissen ... Kommen Sie ganz allmählich und in Ihrem Tempo wieder zurück ... und dann beginnt Ihr Körper sich zu bewegen, hat wieder Lust auf Bewegung, vielleicht mit einem Kribbeln in den Fingern und Zehen – bewegen Sie jetzt Ihre Hände und Füße, Ihre Arme und Beine und wenn Sie Lust haben, gähnen Sie und dehnen sich und strecken sich wie in der Früh, wenn Sie munter werden, sodass Sie JETZT wieder frisch und munter sind und ganz da sind."

Haben sich Schmerzen und Angst einigermaßen gelöst, wollen wir Spannung und Appetit steigern.

5

Vorfreude

Inhaltsverzeichnis
5.1 Unterbrechen 53
5.2 Improvisieren 60
5.3 Übung: Gemeinsam essen 63
5.4 Unser Gehirn – die erogenste Zone 64

I don't want learning, or dignity, or respectability.
I want this music, and this dawn and the warmth of your cheek against mine.
(Aus: The Diwan of Shams of Tabriz vom persischen Dichter Jalaluddin Rumi. http://www.irania.eu/Gedichte/rumidiwan.html)

Es hat mich sehr erstaunt zu erfahren, dass sehr viele junge Frauen „fast sex" gerne haben. Was das Tempo beim Sex betrifft ist es so wie bei der Frequenz: Erst wenn das Paar unterschiedliche Präferenzen hat, wird es kompliziert. Möchte die oder der eine lieber ganz selten, dafür aber dann ein fünfgängiges Menü und die oder der andere lieber ganz oft aber fast food oder kleine schnelle Snacks zwischendurch, dann geht es ans Verhandeln. Bernhard Ludwig erklärt in seinem Kabarett „Anleitung zur sexuellen Unzufriedenheit", wie lustvoll abgewechselt wird: Einmal ein Quickie und ein anderes

---

Ergänzende Information Die elektronische Version dieses Kapitels enthält Zusatzmaterial, das berechtigten Benutzern zur Verfügung steht https://doi.org/10.1007/978-3-662-62379-4_5. Die Videos lassen sich mit Hilfe der SN More Media App abspielen, wenn Sie die gekennzeichneten Abbildungen mit der App scannen.

Mal lange und genussvoll mit Wein und Kerzenlicht liebkosen und erst dann kommt es zu mehr. Gelingt dieser Kompromiss nicht, dann kann schneller Sex gebremst werden und sich dem langsamen annähern. Dies bringt oft tieferes Erleben und Genießen mit sich. Denn Slow Sex ist nicht ergebnisorientiert. Der Orgasmus ist nicht das Ziel, sondern eine Nebenwirkung. Stattdessen lässt man sich Zeit als würde man in einzelnen Schritten wie über Stufen höher steigen, die nach und nach die Lust intensivieren. Jeder Schritt ist erfüllend. Man genießt den Weg, betrachtet, riecht, schmeckt, tastet, fühlt, genießt die Reaktion des eigenen Körpers, das Aufstellen der kleinen feinen Härchen am Körper, hört den Atem am eigenen Ohr, spürt die Wärme und den Lufthauch, geht dem Bewegungsimpuls und den Phantasien nach, spannt an und lässt los, freut sich über die eigene Erregung und die der Partnerin bzw. des Partners, wenn sie entsteht und bleibt gelassen, wenn sie nicht entsteht. Und überlässt dem Körper zu begehren. Eindringen ist nicht das Ziel, sondern einander entdecken. Ahnungsvolle Ungewissheit und Herbeisehnen – Antizipation – ist die eigentliche Belohnung. Die Erwartung von Sex oder Essen, Nikotin, Alkohol oder einem Geldbetrag regt das Belohnungszentrum im Gehirn mehr an, als all dies tatsächlich zu erhalten. Wir können also rasch fast food und fast sex konsumieren und dann satt sein. Oder wir warten – erhöhen die angenehme Spannung. Begehren, Wollen, Lust, Neugier, … all das treibt uns an. Wir suchen mehr als wir wollen, mehr als uns befriedigt.

Wie heftig Sehnsucht und Begierde sind, spürt man an dem Drang, sie künstlerisch auszudrücken. Für leidenschaftliche Musik, tief bewegende Literatur und darstellende Kunst sind Sehnsucht und sublimierte Sexualität der ganz besondere Treibstoff. Ihre Dramatik lebt von der Balance zwischen Hoffnung und Ungewissheit. Tristan und Isolde zum Beispiel besingen einander in höchsten Tönen, schwelgen in Begehren und sexueller Vorfreude – doch es kommt nie zum Vollzug (was Dirk Revenstorf bezweifelt :)). Scheu, Antizipation, Angst vor Zurückweisung, Sehnsucht nach gegenseitiger Zuneigung – all dies motiviert stark, diese Person zu erobern.

Die Begierde entspricht der von Freud beschrieben Libido: unser Appetit und unser neugieriges Drängen nach irgendeiner Bedürfnisbefriedigung – Futter, Unterhaltung, Gesellschaft, Sexualpartner*innen. Begierde, Neugier, Suchen sind ebenso wie Lust entwicklungsgeschichtlich uralt, sitzen tief im Hirnstamm und sind wichtig für das Überleben der Art. Wir suchen neugierig nach dem, was uns anzieht, verlockt und nach dem wir uns sehnen, das wir erobern, erforschen und entdecken wollen. Sexuelle Lust haben wir dann an dem, was bereits da ist und was wir gerade jetzt genießen. So konnten Lebewesen Millionen von Jahren hindurch ihre Gene weitergeben. In den vergangenen Jahrzehnten wurde viel geforscht und diskutiert über Sexuelles. Diese Diskurse und die Liberalisierung der Sexualmoral entfachen aber leider keine Lust. Im Gegenteil. Pointiert stellt Gunther Schmidt fest, dass wir in den 50er-Jahren keinen Sex haben durften und 40 Jahre später keinen Sex haben wollen. Der sexuelle Alltag der meisten Menschen ist spärlich (Schmidt 1998, S. 23). Insbesondere bei Frauen hat in den letzten 20 Jahren die Klage über Lustlosigkeit stark zugenommen. Offenbar hat die verstärkte sexuelle Freizügigkeit zu wachsender sexueller Langeweile und Überdruss geführt. Volkmar Sigusch (1996, S. 130) stellt fest, dass wir versuchen, Triebhaftes und Sexuelles zu rationalisieren und Unberechenbares zu kalkulieren: *„Mit nüchternem Verstand und heißem Kopf wird heute geregelt, was immer sich regeln läßt, vom No-Sex oder One-night-stand bis hin zur jahrzehntelangen Beziehung ohne Sexualität, aber mit Zuneigung"*. Doch wie kann man nach all dem das Prickeln steigern? Wie können wir unsere sexuelle Grammatik und unser sexuelles Vokabular erweitern und uns fremde Sprachen einverleiben?

5.1 Unterbrechen

Semir Zeki (2010, S. 97 ff.) konnte mit modernen bildgebenden Verfahren zeigen, dass unser Gehirn danach drängt, Andeutungen zu vervollständigen. Wir werden stärker durch Mehrdeutiges und Unvollständiges angeregt und beschäftigt als durch Abgeschlossenes. Ambiguität und Widersprüche faszinieren uns und vielfältige Interpretationen regen das Gehirn an. Ein offenes Ende bei einem Film gestaltet in der Phantasie viele Varianten. Wir imaginieren Szenarien, wie es weitergehen könnte.

Diesen Effekt nutzt die moderne (Selbst-)Hypnose: Ein Bild oder eine Szene wird angedeutet und Sie als Leser*in oder Hörer*in vervollständigen es. So vage wie möglich und so konkret wie nötig formulieren wir Mehrdeutiges. Jeder Mensch ergänzt dies im eigenen Sinn aufgrund eigener ganz persönlicher Erfahrungen und Erlebnisse. Eigentlich ist Hypnose wie ein Flirt mit dem Gegenüber. Zuerst stimmt man sich auf den Rhythmus ein und dann werden Sie verführt, sich auf Expedition zu begeben und schließlich gehen Sie voran.

Die Faszination von Unterbrechungen haben zwei Mitarbeiterinnen des Psychologen Kurt Lewin beschrieben: Bluma Zeigarnik hat festgestellt, dass wir uns bevorzugt an unabgeschlossene Aufgaben erinnern. Die meisten Menschen kennen dies von der Lust und der Befriedigung, ein Sudoku oder ein anderes Rätsel zu lösen. Und leider auch von dem Berg unerledigter Arbeit und unbeantworteter E-Mails. Aber wir können auch unsere Neugier und

Spannung auf das lenken, was erotisch noch nicht vollendet ist. Ihre Kollegin Maria Ovsiankina zeigte, dass wir die Tendenz haben, unterbrochene Handlungen wieder aufzunehmen. Dadurch entsteht ein „Quasi-Bedürfnis" mit dem Drang weiter zu machen. Vereinfacht gesagt sucht unser Gehirn klare Entscheidungen und Lösungen. Sind die noch nicht gefunden, beschäftigen wir uns vermehrt genau mit dieser Suche. Bei Serien wird dieser Effekt kommerziell genutzt, um die Spannung der Zuseher*innen soweit zu steigern, dass sie schon neugierig auf die nächste Folge warten. Im Film nennt man dies „Cliffhanger": Kurz vor dem Ende der einzelnen Folge steigt die Spannung an. Dies steigert Unsicherheit und Neugier gewaltig – als würde man mit der Phantasie über dem Abgrund schweben.

Patricia – hört auf, wenn es am schönsten ist Sie erzählt von der ersten Nacht mit ihrem Freund: Es war spät am Abend und sie war müde und musste am nächsten Tag früh aufstehen und viel erledigen. Und gleichzeitig will ihr neuer Freund sie sehen und Zeit mit ihr verbringen. Also schlägt sie ihm vor bei ihr zu übernachten – aber ohne Sex. Er willigt ein und verbringt die Nacht mit ihr in ihrem schmalen kleinen Bett. Er hält sein Versprechen und doch kann er sich nicht zurückhalten, ihren Körper zu berühren, sie zu streicheln und küssen. Es kommt zum überwältigend zärtlichen und leidenschaftlichen Kontakt. In Umkehr zu dem spitzfindigen Aphorismus von Karl Kraus: *„Mit ihm schlafen – ja, aber nur keine Intimitäten"* entsteht innige Intimität ohne Koitus. Patricia spürt seine Lust und die eigene. Sie spürt, wie heftig ihr Körper auf seine Zärtlichkeiten und sein Begehren antwortet. Aber sie gibt sich und ihm Zeit. Unbeabsichtigt nutzt Patricia wie viele Schriftsteller*innen und Filmemacher*innen den „Cliffhanger-Effekt": Die Handlung ist verschachtelt und hält das Interesse für die Fortsetzung wach. Patricia hört auf, wenn es am schönsten ist. So kommt es zu keiner psychischen Sättigung. Sie genießt die Küsse am ganzen Körper und dann kommt die Pause bis zur nächsten Folge. Küssen reduziert den Cortisolspiegel und fördert Optimismus. Es ist also ein lustiges Warten auf die Fortsetzung ohne Coolidge-Effekt. Was bedeutet Coolidge-Effekt? Damit wird der sich steigernde Überdruss bezeichnet, wenn ein Individuum ohne Abwechslung immer wieder mit demselben oder derselben Partner*in kopuliert. Zum Coolidge-Effekt gibt es diese Anekdote: Präsident Coolidge besuchte mit seiner Gattin eine Farm. Mrs. Coolidge staunte über die vielen Eier bei nur einem einzigen Hahn. Der Farmer erklärte ihr, dass der Hahn mehrmals täglich seine Pflicht erfülle. Darauf sagte sie: „Könnten Sie das bitte meinem Mann sagen?" Dann fragte der Präsident, ob sich der Hahn jedes Mal mit demselben Weibchen paare. Der Farmer antwortete, nein, er habe einen ganzen Harem von Weibchen. Darauf Mr. Coolidge: „Könnten Sie das bitte meiner Frau sagen?" Bei Patricia ist es das Gegenteil eines Coolidge-Effekts: Überdruss kann gar nicht entstehen, weil sie zögert. Dadurch steigert sich der Appetit – sie bleibt hungrig und die Sehnsucht und ihr Begehren wachsen. Übrigens auch das ihres Partners. Denn die Belohnung antizipieren ist DIE Motivation! Die Spannung drängt nach Vollendung wie ein extrem heftiges Verlangen, wird leicht erinnert und beschäftigt die Phantasie beinahe ständig. Dies aktiviert das Belohnungssystem. Am nächsten Morgen fährt sie wie in Trance zur Arbeit. Und immer wieder zieht sie sich auf die Toilette zurück um in Ruhe seinen Berührungen nachspüren zu können, um die zarten Kratzer auf ihrer Haut durch seinen Dreitagesbart zu betrachten und ihrem Körper zu erlauben, nachzuempfinden was sie so sehr genossen hat letzte Nacht. Und sie phantasiert, wie es weitergehen könnte, wie es sich anfühlt, wenn er in ganz kleinen Etappen ihr Pyjama schließlich ganz auszieht und sie dann vollkommen nackt vor ihm liegt. Ihre Haut antizipiert seine Hände und seine Küsse Stelle für Stelle … Diese Nacht war Initialzündung einer außergewöhnlich leidenschaftlichen Liebesbeziehung.

Andreas – lustvolle Vorfreude Andreas lebt in einer Fernbeziehung und sieht seine Liebste nur jedes zweite Wochenende. Wenn er am Freitag zu ihr unterwegs ist, steigert sich die Vorfreude und er will sie am liebsten sofort vernaschen. Zu mir in die Praxis kommt er, weil er seine Lust noch steigern will.

Wir vereinbaren, dass er unter der Woche abstinent lebt und auf Masturbation verzichtet. Statt Pornos zu konsumieren, aktiviert er seine erogenste Zone – seine Phantasie. Er imaginiert Nymphen am Bach und fühlt sich selbst wie ein nackter Faun, der durch den Wald läuft und Nymphen entdeckt. Verspielt und wild nähert er sich. Die Nymphen erschrecken kurz, kichern und bespritzen ihn keck mit Wasser und er bespritzt sie. Traumhaft erlaubt er sich lustvolles Erleben, das er im Wachzustand zensurieren würde. Und gleichzeitig ist diese Vorstellung so wertvoll, denn als Faun spürt er seine eigene Wildheit und Kraft und kann unbefangen und frei genießen. So kann er durch Warten und Imaginationen den Genuss steigern. Die Fahrt zu seiner Geliebten ist bereits durchzogen von Ahnung und Phantasien, was er als Faun wie mit ihr erleben möchte, wie er sie begrüßt, sie neckt, berührt, verführt, aufs Bett wirft. Er schreibt ihr über seine Lust und sie teilt ihm ihre Erregtheit mit. Verbal am Telefon oder über kleine Nachrichten eskaliert der antizipierte Genuss. Doch zur Penetration kommt es nicht am Freitagabend, sondern erst am Sonntag. Als er dann endlich in seine Liebste eindringt und Phantasie und Realität kumulieren, ist er so erregt, dass ihm scheint, er explodiere.

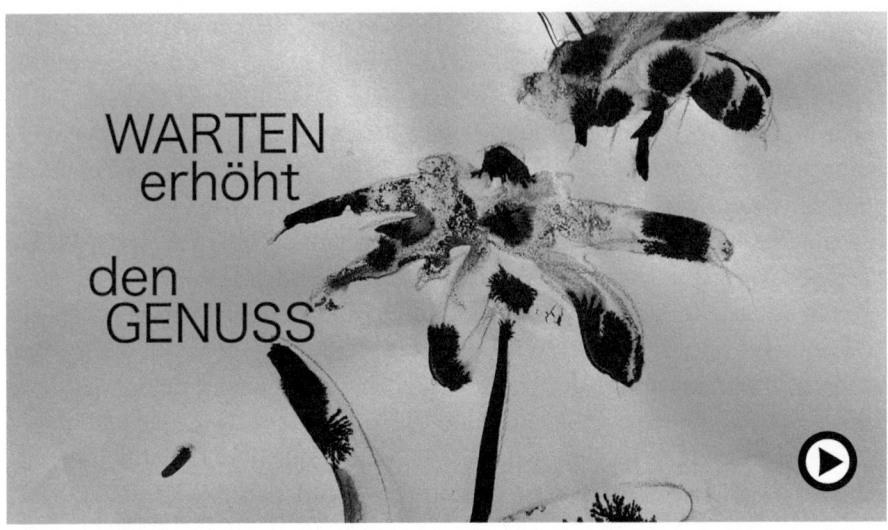

Abb. 5.1 Warten erhöht den Genuss (▶ https://doi.org/10.1007/000-23r)

Die Kunst ist, Warten mit Vorfreude und Lust aufzufüllen. Dazu können Sie jetzt diesen Text lesen oder den Podcast anhören (Abb. 5.1).

> Bitte hören Sie die Podcasts NICHT beim Autofahren oder wenn Sie sehr konzentriert beschäftigt sind. Am besten hören Sie sie zum Entspannen im Bett.

> **Warten erhöht den Genuss, Hunger ist der beste Koch**
>
> *Vielleicht erinnern Sie sich noch an die Adventszeit Ihrer Kindheit … das Warten … wie lange 24 Tage sind … jeden Tag ein Türchen öffnen und neugierig entdecken, was dahinter verborgen ist …*
>
> Nichts lockt unsere Neugier und Spannung so sehr wie Warten … und dann endlich das Glöckchen hören … ein Geschenk langsam auspacken … eine geliebte Person langsam ausziehen … ganz langsam einen Knopf öffnen … eine Frau hat mir erzählt, wie gerne sie eine Bluse mit vielen Knöpfen anzieht, denn ihr Geliebter öffnet dann ganz langsam Knopf für Knopf und bestaunt jedes Stückchen Haut, das sichtbar wird, bewundert die neu entdeckte Körperstelle und erkundet sie mit seinen Augen, seinen Fingerkuppen, seinen Lippen … die Zeit des Wartens mit Lust füllen … die Ahnung genießen … alles war schon da in unserer Sehnsucht und dann erst sehen wir es wirklich … jeder Millimeter gewinnt an Bedeutung …
>
> Und dazu würde ich Ihnen gerne ein Märchen erzählen: Mein Vater hat es mir als Kind erzählt … wahrscheinlich hat er es von seiner Mutter … und ich erzähle es Ihnen mit eigenen Worten so, wie ich es in Erinnerung habe:

> Es war einmal ein König. Ihm schmeckt sein Essen nicht mehr, obwohl die besten Köche des Landes für ihn kochen. Aber alle Speisen, die sie für ihn zubereiten, langweilen ihn. Er lässt verkünden: „Es muss doch irgendjemanden geben, der mir eine richtig gute Speise zubereitet. Und dem gebe ich meine Tochter zur Frau!" Die Tochter des Königs ist wunderschön und sehr begehrenswert. Viele Menschen bewerben sich aus seinem Reich und aus den Ländern der Umgebung. Und sie bereiten Speisen zu mit exotischen Früchten, wilden Tieren, geheimnisvollen Gewürzen … und all das langweilt den König. „Das ist alles nichts Besonderes," meint er und verjagt die Köche. Eines Tages kommt ein einfacher junger Mann und will ihm ein Gericht zubereiten. „Gut," sagt der König, „fang an!" „Geduld! Zuerst gehen wir eine Runde," entgegnet der junge Mann. So gehen beide durch den Schlosspark und riechen an den edlen Rosen. Und sie spazieren weiter bis zu den entferntesten Winkeln des Schlossparks. Hier wachsen Früchte und der junge Mann pflückt einige und steckt sie in seine Hosentasche. „Nun lass uns aber zurückkehren. Ich habe Hunger," sagt der König. „Geduld. Wir gehen weiter durch den Wald," sagt der junge Mann. Und das machen sie. Im Wald wachsen Kräuter und Blüten. Der junge Mann lässt den König davon riechen und erzählt ihm über deren köstliches Aroma und wie es sich verbinden wird mit der Speise, die er zubereiten wird. „Dann lass uns endlich zurückkehren! Mir rinnt schon das Wasser im Mund zusammen," sagt der König. Da freut sich der junge Mann. Doch er bringt den König dazu, weiterzugehen. Und sie durchqueren den Wald und erreichen einen Berg. Es dauert lange, bis sie ihn erklimmen. Von hier oben sieht der König weit und er staunt über die Schönheit der Landschaft. Noch nie war der König so weit oben. Die Bewegung verstärkt seinen Hunger und er will endlich zurück zum Schloss um zu essen. Doch der junge Mann lässt sich Zeit. Er lässt den König mit den Augen die Schönheit genießen und mit den Ohren den Klang der zwitschernden Vögel und der knackenden Äste. Alle Sinne des Königs sind inspiriert. Und dann endlich gehen sie wieder zurück – durch den Wald mit dem köstlichen Kräuterduft und durch den Schlosspark mit dem Rosenduft. Und endlich erreichen sie das Schloss. Was auch immer der junge Mann nun zubereitet: „Es schmeckt köstlich! Und so bekommt er die Tochter des Königs zur Frau und sie sind glücklich und …". Und Ihr unbewusster Verstand nutzt das beglückende Gefühl zu ahnen und freudig zu erwarten … Während Ihr bewusster Verstand das alles vergisst oder vergisst zu vergessen, während Sie sich erinnern zu vergessen oder vergessen sich zu erinnern … oder einfach ganz wie es Ihnen gefällt sich wieder zurückorientierten und mit einem tiefen Atemzug JETZT wieder ganz zurückkommen und frisch und munter sind.

Umgekehrt verhält es sich bei Bernhard.

Bernhard – was ich haben will, das krieg ich nicht und was ich bekommen kann, das gefällt mir nicht Bernhard ist schrecklich verliebt in die perfekte Frau – schön, intelligent, kultiviert, sportlich, aus bester Familie. Doch so sehr er sich um sie bemüht, sie hat kein Interesse an ihm. Obwohl sie einander nie unter vier Augen treffen und nie zärtlich oder intim sind – Bernhard will nur sie, das hoch idealisierte Geschöpf. Er verfolgt sie auch weiterhin mit seiner Verehrung, als sie erzählt, sie werde heiraten – jemand anderen. Und sie wird mit ihrem zukünftigen Mann in ein anderes Land übersiedeln. Bernhard kann trotzdem lange Zeit nicht von ihr lassen. Er schreibt ihr Briefe, die er nie abschickt und verfolgt ihre Spuren im Internet. Bewusst oder unbewusst hält er sich dadurch andere, erreichbare Frauen vom Hals, denn er erzählt redundant von seiner großen Liebe und seinem Schmerz über die Zurückweisung. Nun rutscht er selbst in die Rolle des Abweisenden. Seine potentiellen neuen und realen Geliebten würden niemals an das einzige Idol heranreichen.

Ganz anders als bei Andreas fördert Warten und Sehnen bei Bernhard nicht die Lust – im Gegenteil – sein Sehnen nach der Unerreichbaren verhindert Lust und vermeidet Nähe und eine Beziehung. Diese Haltung entspricht dem Paradoxon von Groucho Marx: *„Ich mag keinem Club angehören, der mich als Mitglied aufnimmt."* In narzisstischer Einsamkeit scheinen ihm die Frauen, die ihn wollen unattraktiv und nur diejenigen, die ihn zurückweisen, begehrenswert. Diese narzisstische Wahl erinnert an die Spaltung Heilige und Hure. Die hoch idealisierte Heilige ist sexuell unantastbar, während die erreichbare zur abgewerteten Hure wird. Oder aber die abgewertete Frau ist sexuell hoch erregend, während die anständige Heilige im Bett zu gar nichts herausfordert. In diesen narzisstischen Konstellationen entstehen keine sexuellen und romantischen Beziehungen, sondern entweder eine sexuell-leidenschaftliche meist chaotische Affäre oder eine liebevoll-fürsorgliche, aber asexuelle Beziehung.

Die Desillusionierung der erhabenen Liebe und des angehimmelten Idols ist ernüchternd und manchmal schmerzvoll. Und sie geht meist Hand in Hand mit dem Abschied von der Idealisierung der eigenen Person. Hervorgerufen wird eine narzisstische Störung von einem tiefen Groll in der Kindheit: In quälerisch verlockender Weise wurde Befriedigung in Aussicht gestellt und dann doch vorenthalten. Das lässt Gier und Unersättlichkeit wachsen, getrieben von der Hoffnung, sich das aneignen zu können, was einst vorenthalten worden ist, um endlich die Sehnsucht danach loszuwerden. Tantalusqualen leidet der Narzisst und bleibt in seinem Leid isoliert und voll Angst vor Abhängigkeit. Der durstige Tantalus beugt sich zum Wasser hinunter um zu trinken. Aber kaum berührt sein Mund die Wasseroberfläche, zieht sich das Wasser zurück. Und der hungrige Tantalus greift nach einer reifen Frucht, die vor ihm vom Ast baumelt. Doch in dem Moment, als er sie beinahe gefasst hat, zieht sich der Ast zurück. Niemals erreicht er sein Ziel, niemals werden sein Hunger und sein Durst gestillt, niemals sein Begehren erfüllt. Stattdessen zieht er sich dann selbstgerecht und anspruchsvoll, manchmal auch gelangweilt zurück. Kommt ihm jemand näher, befürchtet er, er könne sich gefangen fühlen. Erst wenn es gelingt, dass sich der Narzisst wirklich für jemand anderen interessiert, kann auch Sex für beide befriedigend und flexibel und spannend ablaufen jenseits einzementierter Spielregeln. Erst dann kann einigermaßen befriedigende Nähe wertgeschätzt werden. Hier finden Sie Anregungen beim Kapitel: Perfektionismus. Prinzipiell ist aber für die Behandlung narzisstischer Störungen eine Psychotherapie indiziert.

Vielleicht braucht der Kormoran aber dann und wann einen einsamen Nachtflug über das Meer. Dann kann er romantisierend träumen und melancholisch herbeisehnen. Doch danach wendet er sich wieder der Realität zu: einer einigermaßen attraktiven, einigermaßen lustigen, einigermaßen klugen Person, mit der er unaufgeregt eine Beziehung lebt – und einigermaßen guten Sex hat.

Ad astra und retour
Der Weg zu befriedigender Sexualität ist manchmal der Weg retour: Nicht „per aspera ad astra", also über raue Pfade zu den Sternen, sondern von den Sternen zum Alltäglichen. Doch das Alltägliche ist nicht ideal. Weder Bernhard ist ideal, noch seine Partner*innen. Und das ist gut so. Die funkelnden Sterne können nur aus der Distanz glitzern. Das Nahe ist nicht spektakulär, aber es ist real. Um sich von der idealisierenden Schwärmerei zu lösen, muss sie zuerst erkannt werden. Dazu fällt mir eine Geschichte von Dirk Revenstorf ein, die ich aus einem seiner Seminare mitgenommen habe. In der Geschichte *„Der Kormoran und der Stern"* entdeckt ein Kormoran während er abends über das Meer fliegt, einen Stern. Dieser Stern glitzert wie der allerschönste Fisch. Unermüdlich stürzt der Kormoran hinab um den Stern zu fangen – bis er erschöpft aufgibt. Er ist so frustriert, dass er nie wieder einen Fisch fangen will und muss hungern oder bisher verschmähte Krabben fressen. Bernhard schützt sich auch selbst, indem er die ferne, ideale Frau bedenkenlos anhimmelt, weil es keinen nächsten Schritt gibt. Würde sich hingegen eine Frau ganz real auf ihn einlassen, müsste er sich seinen eigenen Versagensängsten stellen. Denn dann wird er vielleicht nicht zurückgewiesen. So hat er immerhin noch die Illusion, wenn sein Idol „ja" sagen würde, dann würden die Fetzen fliegen, dann wäre er leidenschaftlich und potent. Bei der realen Frau ist er vielleicht doch nicht der perfekte Liebhaber. Es geht also darum, allmählich eigene Fehler und Schwächen zu akzeptieren und die der anderen. Und vielleicht sogar die Schwächen lieben.

Schwächen lieben
Indem wir kritisch uns selbst und die andere Person bewerten, übernehmen die Kontrollinstanzen im Gehirn Regie und die Lust versiegt. Doch nicht das Streben nach Perfektion macht Erotik spannend. Abenteuerlich wird es dann,

wenn wir neugierig auf die Individualität und Einzigartigkeit des Gegenübers sind und Lust haben diese zu entdecken.

Angelika und ihre Muttermale Angelika, eine attraktive junge Frau, leidet darunter, dass sie viele Muttermale und andere Hautveränderungen hat. Deshalb bereitet es ihr Sorgen, wenn ihr Partner sie das erste Mal nackt sieht. Als Joachim sie das erste Mal auszieht, sieht er mit Staunen ihren Körper mit den vielen Pünktchen und Flecken und er sagt: „Was für ein herrlicher Himmel – übersät mit tausend Sternen." Da kann man sich gut vorstellen, wie glücklich und erleichtert Angelika sich erlaubt nackt zu zeigen. Joachim erzählt ihr dann noch, wie wichtig Muttermale sind, denn Odysseus wurde an seinen Muttermalen von seiner Amme wiedererkannt, als er nach 20 Jahren wieder nach Ithaka zurückkehrte. So zeichnet sich der scheinbare Makel als wichtiges individuelles Merkmal aus. Mit seinen Fehlern und Schwächen geliebt werden ist wundervoll! Manchmal werden sie dadurch nicht mehr als Makel wahrgenommen, sondern als etwas ganz Besonderes. So war es für mich als Kind ganz natürlich, dass meine geliebte Oma am Abend ihre Zähne in ein Glas mit Wasser legte. Sie sah dann so süß aus mit ihrem kleinen runden Gesicht. Und ich war erstaunt, dass ich meine Zähne über Nacht im Mund behielt. Mit ihren Zähnen im Glas sah meine Oma sogar noch ein bisschen lieber aus und sie hatte so eine lustige Sprache! Viele Paare, die einander lange lieben, altern gemeinsam und sehen die Veränderungen durch Falten und schlaffer werdende Haut und so weiter nicht dramatisch. Ein unaufgeregt liebevoller Zugang ist hilfreich gegen Scham und den Drang zum Perfektionismus. Und im Zweifelsfall können wir schelmisch und lustvoll improvisieren:

5.2 Improvisieren

„Improvisus" bedeutet „unvorhergesehen". Im Alltag erleben wir häufig Routine und stereotype Abläufe – nichts Unvorhergesehenes überrascht uns, wir müssen nicht improvisieren. Dies schafft Vertrauen und Sicherheit, aber es blockiert. Auch beim Sex kommt es zur Selbstzensur. Verwegene und überraschende Impulse werden unterdrückt zugunsten der sexuellen Hausordnung. Doch das authentische, wahre Selbst will nicht nur antizipierte Wünsche erfüllen. Es will aus dem Bauch heraus erleben, nicht vom Kopf gesteuert sein. So riskiert man aber auch, dass sich etwas bisher Verborgenes zeigt. Das kann erwünscht sein, macht aber auch Angst. Dann und wann aus der Monotonie und aus stereotypen Abläufen ausbrechen – wie lustvoll – und „durch künstlerische Betätigung oder die schiere Magie zwischenmenschlicher Begegnungen in unserem Leben eine unendliche Menge von Variationen schaffen, die uns in Entzücken und Erstaunen versetzen" (Damasio 2013, S. 293). Der Prozess ist bedeutsam, nicht das Produkt. So lieben und erforschen und erleben wir einander und strengen uns nicht an, um zum Orgasmus zu kommen. Wir bleiben mehr im Körper und vergessen ihn gleichzeitig und kommen in den Fluss des Erlebens. Sich auf dieses „Fließen" einzulassen bezeichnet Daniel Goleman (1995/2007, S. 120) als höchste Form emotionaler Intelligenz. „Beim Fließen sind die Emotionen nicht bloß beherrscht und kanalisiert, sondern positiv, voller Spannung und auf die vorliegende Aufgabe gerichtet. Wer in der Langeweile der Depression oder der Erregung der Angst gefangen ist, ist vom Fließen ausgeschlossen." Fließen, der „Flow", macht es uns leicht, kreativ, innovativ, genial, inspiriert und inspirierend, spontan und intuitiv zu sein. Spontan sein bedeutet frei von äußeren Zwängen und unabhängig sein, sich überraschen lassen und nicht wissen, was kommt. Diese lustvollen Gefühle öffnen wie Schleusen den Zugang zu früher erlebten oder imaginierten beglückenden Begegnungen. So wird der sexuelle Kontakt einzigartig und wir vertrauen der „Weisheit des Körpers".

Hans – was will ich doch gleich? Hans ist ein gepflegter, attraktiver, beruflich hoch erfolgreicher junger Mann. Seine Haare sind akkurat geschnitten, seine Kleidung modisch und sein Körper trainiert. Trotz seines erfolgsversprechenden Äußeren leidet er darunter, keine Lust zu verspüren. Als ihn sein Partner, den er vor Kurzem kennen gelernt hat, fragt: „Was wünschst du dir im Bett?" ist er überfordert und weiß darauf keine Antwort. Bisher standen immer die Lust und der Orgasmus des jeweiligen Partners im Vordergrund. Dessen Wünsche versuchte er prompt zu erfüllen, aber innerlich fühlte er sich nicht beteiligt. Nachdem er mehrmals keine Erektion beim Liebesspiel hatte, beschäftigt ihn diese Angst enorm. Er fürchtet, impotent zu sein, falls sein Partner ihn in der aktiven Position erleben will. Dies würde ihn so beschämen, dass er die gerade erst begonnene Beziehung abbrechen würde.

Wir machen uns gemeinsam auf die imaginative Suche nach seinen erogenen Zonen. Bei einer phantasierten Reise über seinen Körper wie bei einer Ballonfahrt über eine Landschaft bleibt er lange bei seinen Schultern, seinem Rücken und seinen Füßen. Und er erzählt mir, eine Fußmassage würde sich gut anfühlen. Dieses Bild formulieren wir in Trance aus und er erlebt eine wohltuende, erregende Massage und stellt sich vor, wie genau sich der Druck, das Kneten und die zärtliche oder feste Berührung an welchen Stellen seiner Füße anfühlen. An einem der nächsten Abende wünscht er sich von seinem Partner eine Fußmassage und genießt dies sehr. Zu seinem Erstaunen bekommt er während dieser entspannenden Beschäftigung mit seinen Füßen eine Erektion.

Auf die Frage nach seiner frühesten Erregung fällt ihm nach langem Überlegen eine Filmszene ein. Er war noch ein Kind, als er diesen Film gesehen hat. An die Handlung hat er gar keine Erinnerung mehr, sondern nur an eine kurze Szene, in der ein Mann mit nacktem Oberkörper an einem Gerüst klettert. Damals ist ihm das feine Spiel der Muskeln dieses Mannes aufgefallen und er war fasziniert von der Schönheit und Kraft des Rückens. Dann stellt er sich seinen eigenen trainierten Rücken und seine Schultern vor und wie sein Körper vermutlich seinen Partner erregen könnte Er genießt dessen imaginierten Blick auf den eigenen Körper wie eine heftige Berührung. Als er wieder mit seinem Partner zusammen ist, erlebt er seinen eigenen, aber auch dessen Rücken als besonders reizvoll. Er wird nicht müde, den Rücken zu bewundern und zu streicheln und massieren. Dabei geht er so im Tun auf, dass ihm erst später zutiefst beglückt auffällt, dass er eine Erektion bekommen hat.

Einmal schlüpft er in der Phantasie in die Rolle eines Berufskollegen und stellt sich vor, seinen Partner in dessen Büro zu verführen. Dieser imaginierte Tabubruch erregt ihn, ohne ihn jemals in die Realität übersetzen zu müssen. Ein anderes Mal stellt er sich vor, wie er seine Lieblingsspeise aus Kindertagen zubereitet: Palatschinken. Er füllt den zarten, runden, gebackenen Teig mit Schokoladesauce und Schlagobers und formt ihn dann zu einer länglichen Rolle. Und dann liebt er es, sein Werk mit den Fingern zu essen und schmatzend und schleckend zu genießen. Die Sauce tropft an seinen Mundwinkeln hinunter während er sie mit den Lippen berührt. Es ist als würde sein Körper sich an Lust und Genuss erinnern und sein Mund und seine Zunge sich sehnen. Allmählich erlaubt sich Hans, ins sinnliche Genießen einzutauchen. Und er verabschiedet sich vorübergehend von seinen auffallend guten Manieren. In der nächsten Sitzung berichtet er mir begeistert nicht nur von seinen neu entdeckten Kochkünsten, sondern auch von einem schon lang vermissten oralen Intimerlebnis mit seinem Geliebten.

Punschkrapferl
Schauspieler ringen oft damit, eine Emotion glaubhaft darzustellen. Ein Künstler hat mir erzählt, er sollte eine Liebesszene mit einer Person spielen, die er nicht begehrte. Vom Regisseur nach seiner Lieblingsspeise gefragt antwortet er: „Ein Punschkrapferl". Der Regisseur deutet auf die andere Person, die angeschmachtet werden soll und sagt: „Sie ist jetzt dein Punschkrapferl." Nun beginnt der Künstler zu imaginieren … die zartrosa Glasur, das mit Rum

getränkte Biskuit, der Duft, das weiche Gefühl auf Gaumen und Zunge …. Und all diese Köstlichkeiten projiziert er auf seine Spielpartnerin. Die Szene gelingt überzeugend.

Und noch ein Punschkrapferl: Während einer Trance taucht etwas jahrelang Vermisstes – ein Punschkrapferl – auf, das sich ein Herr in den besten Jahren und frisch verwitwet einfach nicht gegönnt hat – aus Vernunft, Diätbewusstsein und Solidarität mit seiner kranken Frau. Als es aber vor seinem inneren Auge auftaucht, rinnen Tränen über seine Wangen: Seit Ewigkeiten hat er sich nichts gegönnt! So vernünftig und zuverlässig hat er Jahrzehnte lang ausschließlich seine Pflichten erfüllt. Dabei hat er als Kind nichts lieber gegessen als Punschkrapferl. Zur nächsten Sitzung kommt er freudestrahlend: Er hat eines gegessen und es schmeckt köstlich! Detailliert beschreibt er mir den Geschmack und sein Körpergefühl. Wie ein Symbol für seine Ausgelassenheit und Unvernunft öffnet der Genuss der tabuisierten Süßigkeit die Tür um auch andere Tabus zu brechen. Das Punschkrapferl steht synonym für alle anderen harmlosen Genüsse, die wir uns nicht erlauben. Und es geht gar nicht um das Punschkrapferl selbst, schon gar nicht um den erhöhten Blutzucker, der ja nicht gut für die Libido ist. Sondern es geht um Freude, Ahnung und Erinnerung an den Genuss, den es auslöst. Es geht auch um unnötig rigide Verbote und Restriktionen, die wir uns gewohnheitsmäßig auferlegen. Hilfreich für gemeinsames Genießen ist die folgende Übung:

5.3 Übung: Gemeinsam essen

Für manche Menschen ist es ungewohnt und etwas merkwürdig, Angenehmes verbal oder nonverbal zu kommentieren. Um sich daran zu gewöhnen, beginnen Sie am besten beim Essen als vorbereitende Übung. Dies habe ich bei einer Reise nach China beobachtet: Das verliebte Pärchen isst gemeinsam. Und den besten Bissen nimmt sie oder er mit den Stäbchen zärtlich auf und füttert die geliebte Person damit. Und dabei blicken sie einander tief in die Augen und kommentieren die Köstlichkeit mit: „Mmmmhhh – das ist so gut." So genießen und schwelgen sie zusammen und zeigen einander ihre Lust verbal und nonverbal. Der archetypische Mann fühlt sich als guter Jäger und die Frau gut umsorgt. Hier werden dann aber auch gleich die stereotypen Rollen getauscht und die Frau darf sich ebenfalls als gute Jägerin fühlen. Dieser simple Kommentar „mmmhhh", „ah, ist das gut" lässt das Essen noch köstlicher werden. Meine Tochter hat als Kleinkind ihren Brei, den ich ihr zubereitet habe, mit hingebungsvollem „mmmhhh" kommentiert. Eigentlich war er bis dahin nicht meine Lieblingsspeise. Aber es war so eine Freude, den

Brei mit ihr zu essen mit ihrem begeisterten Gesichtsausdruck, sodass der Brei dann sogar mir geschmeckt hat. Durch das Kommentieren des Essens lernt das Liebespaar allmählich auch bei sexueller Stimulation zu signalisieren, was besonders angenehm ist. Dadurch fällt es leicht, einander mitzuteilen, welche Körperstellen wie berührt werden möchten, welches Tempo, welchen Rhythmus sie bevorzugen und wie zärtlich oder draufgängerisch ihnen zumute ist.

Die nächste Hausübung besteht darin, gemeinsam zu baden oder duschen. Im warmen Wasser besteht keinerlei Leistungsdruck, dafür entspannt sich der Körper in der angenehmen Temperatur, dem Duft des Duschgels und dem angenehmen Druck und Auftrieb des Wassers.

5.4 Unser Gehirn – die erogenste Zone

Unsere Phantasie ist der wichtigste erotisierende Faktor. Sex hat nicht in erster Linie mit den Geschlechtsorganen zu tun hat. Denn spannend wird Sex durch neugieriges Ahnen, Antizipieren und sinnliche Vorstellungen. Auch Verbalerotik kann verführen. Phantasien über Liebe und Sex aktivieren und regen unser Denken an. Durch die Kraft von inneren Bildern und mit allen Sinnen vorgestellten Erfahrungen entsteht eine Aktivität ähnlich wie im Traum. Während der Trance wird die Zensur der Großhirnrinde gedämpft. Imaginationen werden weniger kontrolliert, Verknüpfungen gelockert. Der unzensierte Zugang zu erotischen Wünschen hilft dabei, Verborgenes und Verdrängtes ans Licht zu holen. So kann deren Kraft entdeckt und aufgespürt werden. In unserem Gehirn werden dieselben Areale aktiviert, gleichgültig, ob wir uns etwas vorstellen oder es real erleben. Beide Formen beeinflussen zukünftiges Erleben und formen kommende Erfahrungen. Unsere Vorstellungen und Erinnerungen vermischen sich, geben einem Ort eine spezielle Bedeutung. Das Herz pocht, wenn wir an die Stelle kommen, an der wir der geliebten Person das letzte oder das erste Mal begegnet sind. Davor ein Ort wie jeder andere wird dieser Ort nun zu etwas ganz Besonderem voll angenehmer Gefühle und Sehnsucht. Plötzlich wird ein Bild, eine Szene oder Musik, ein Duft, ein bestimmtes Wort so ausgesprochen oder ein Ort bedeutsam und wertvoll – weil wir hier mit ihr zusammen waren, der Regen so auf die Blätter getrommelt hat oder gegen die Fensterscheiben. Die Bedeutung der anderen Person zeigt sich in der Vorstellung, wie sie spricht, sich bewegt, lacht, ernst ist. Die imaginierte Person taucht deutlich auf und verstärkt das Gefühl der Sehnsucht. Unsere ersten Gedanken entstehen in der Sicht des Psychoanalytikers Wilfred Bion durch Abwesenheit. Die anwesende, fütternde Brust der Mutter erzeugt beim Baby bei weitem nicht so viel Spannung, Begierde und

Sehnsucht, wie die abwesende. Wird der Wunsch nicht prompt erfüllt, trösten wir uns indem wir uns sehnen und phantasieren. Das Abwesende inspiriert uns, das, was noch nicht erfüllt ist, regt unsere Phantasie immens an. Dann entsteht Sehnsucht … suchtartiges Sehnen. Und was lockt die Sehnsucht, was motiviert uns zum Suchen? Wie finden wir einander?

6

Wie finden wir einander?

Inhaltsverzeichnis
6.1 Synchronisieren.. 69
6.2 Blicken.. 71
6.3 Lächeln und lachen.. 74
6.4 Schwung holen... 76
6.5 Paarübungen bei sexueller Lustlosigkeit... 78

Wie wählen wir überhaupt eine bestimmte Person aus, der wir uns annähern wollen?

Bei den Tieren ist das ganz einfach: Sie orientieren sich am Geruch. Erstaunlicherweise hat aber auch bei uns Menschen das Riechen eine wichtige Bedeutung bei der Partnerwahl.

Riechen
Der Duft der Dinge ist die Sehnsucht, die sie in uns nach sich erwecken.
Christian Morgenstern (1871–1914. Gesammelte Werke in einem Band. Piper 1989).

Ergänzende Information Die elektronische Version dieses Kapitels enthält Zusatzmaterial, das berechtigten Benutzern zur Verfügung steht https://doi.org/10.1007/978-3-662-62379-4_6. Die Videos lassen sich mit Hilfe der SN More Media App abspielen, wenn Sie die gekennzeichneten Abbildungen mit der App scannen.

© Der/die Autor(en), exklusiv lizenziert durch Springer-Verlag GmbH, DE, ein Teil von Springer Nature 2021
B. Laimböck, *Guter Sex dank Selbsthypnose*, https://doi.org/10.1007/978-3-662-62379-4_6

Entwicklungsgeschichtlich ist der Geruchssinn uralt und ein überlebenswichtiger Indikator. Für unsere Vorfahren war es lebenswichtig, genießbare Nahrung zu identifizieren und Freund von Feind am Geruch zu unterscheiden. Und der Geruch ruft eine prompte Emotion und Erinnerung hervor. Nicht nur Tiere orientieren sich bei der Partnerwahl nach ihrem Geruchssinn. Auch uns Menschen gibt der Geruch wichtige Hinweise. Wir sind also nicht nur vom optischen Eindruck getrieben, sondern auch vom Duft. Enge Verwandte wie zum Beispiel Geschwister riechen wir nicht so gerne wie genetisch besser zur Fortpflanzung geeignete Personen. Insbesondere der Geruch von Schweiß teilt uns sublim die hormonelle Situation des Menschen in unserer Nähe mit. Zusammenlebende Frauen synchronisieren aufgrund ihrer Pheromone den Menstruationszyklus. Und männliche Pheromone haben einen stabilisierenden Einfluss auf den Zyklus der Frau. Der Geruch des Vaginalsekrets (Kopuline) verändert den Testosteronspiegel des Mannes. Unsere Nase weist uns die Richtung zu sexuell attraktiven Partner*innen und lässt diese Person, die umhüllt ist von Pheromonen, mehr sexy erscheinen. Plakativ nutzt die Parfum- und Deo-Industrie diesen Effekt für ihre Werbungen.

Einen lieben Freund, der erblindet ist, habe ich gefragt, wie das Fehlen des Sehsinns den Reiz der Frauen verändert. Und er hat geantwortet: „Ich sehe sie nicht, aber ich höre sie, ich spüre sie, ich rieche sie." Diese mächtige erotische Funktion all unserer Sinne wird durch den Sehsinn im Alltag übertönt. Der starke Reiz des Duftes lässt sich schwer beschreiben und ist online nicht mitteilbar. Daher gehen uns wichtige und subtile Informationen und Reize verloren, wenn im Kontakt mit unserem Gegenüber ein technisches Gerät zwischengeschaltet ist und wir die andere Person lediglich über Videotelefonie oder sonstige Medien kennen lernen. Erst beim Kontakt in vivo bemerken wir, ob wir die andere Person riechen können. Selbsthypnose kann und soll diesen Instinkt nicht verändern, aber die Lust an guten Düften stärken, sodass wir angenehme Düfte und Pheromone intensiv wahrnehmen und wirken lassen. Personen, die durch eine Viruserkrankung ihren bisher feinen Geruchssinn eingebüßt haben, spüren am eigenen Leib, welche Emotionalität damit zumindest vorübergehend verloren gegangen ist.

Nun aber zu den angenehmen, lustvollen Düften und den Emotionen, die sie hervorlocken:

Laura – duftender Hemdkragen Eine junge Frau hat sich im Urlaub heiß in einen Italiener verliebt. Bei den nächtlichen Spaziergängen am Strand riecht sie immer wieder an seinem weißen Hemdkragen. Dieser Duft verzaubert sie. Dann muss sie weiterreisen. Als sie am Abend im Bett liegt, erschauert sie – der Polster riecht genauso wie der Hemdkragen des Liebsten. Die unromantische Erklärung, dass ein und dasselbe Waschmittel verwendet wurde, ändert nichts an der heftigen nächtlichen Sehnsucht. Der Duft löst ganz intensiv eine Kaskade von körpernahen Erinnerungen, Wünschen und Empfindungen aus. Berühmt ist die Passage aus dem Werk von Marcel Proust „Auf der Suche nach der verlorenen Zeit" (1979, Bd. 1, S. 63 ff.): Der Held riecht an einer Madeleine, einem Süßgebäck. Mit dem Einatmen des Duftes steigen tief verschüttete Erinnerungen empor und lassen ihn in ein beglückendes Erleben eintauchen. Er schwelgt im Gefühl, wie Krümel der Süßigkeit gemischt mit einem Schluck Tee den Gaumen berühren, wie er zusammenzuckt und wie gebannt von einem unerhörten Glücksgefühl durchströmt wird. Dieses Glücksgefühl kennt er von der Liebe, die ihn köstlich durchdringt und erfüllt, wie er sich verschmolzen mit der köstlichen Substanz fühlt, die zur mächtigen Freude wird. Der verführerische Duft lockt unwiderstehlich an. Und was ist der nächste Schritt?

Wie kommen wir einander nahe?
Körperlich empfinden wir Nähe durch sinnliche Begegnungen indem wir berühren, tasten, streicheln, entdecken, erkennen, bewegen und uns aufeinander in Rhythmus und Intensität einschwingen. Beide Körper synchronisieren ihren Atem, Bewegungen, Körperspannung, Stimme und Sprache. Für den Bereich zwischenmenschlicher Resonanz gibt es das Phänomen der „shared attention": Die geteilte Aufmerksamkeit auf etwas Gemeinsames. Dies kann gemeinsam singen, tanzen, Musik hören, Yoga praktizieren, joggen, wandern, kochen, … sein und bezieht sich auf unterschiedliche Sinne – visuelle Reize, Klänge, Bewegungen, etc.

6.1 Synchronisieren

Nicht nur beim Gähnen lassen wir uns von unserem Gegenüber anstecken. Auch die Körperhaltung und den Blick spiegeln wir intuitiv. Manchmal übernehmen wir auch Bewegungen und die sprachliche Färbung einer Person, mit der wir Kontakt haben. Besonders häufig imitieren wir Menschen, die uns nahestehen und die wir gerne haben. Manche Paare und Hundebesitzer*innen ähneln dem vertrauten Lebewesen mit der Zeit immer mehr. Mimikry führt zu einem Gefühl von Verbundenheit, steigert die Hilfsbereitschaft und die Fähigkeit, sich in einander einzufühlen. Bei Pärchen fällt auf, wie sie ihre Beine im selben Moment über einander schlagen und im selben Moment einen Schluck trinken. Aber nicht nur die Bewegungen schwingen sich auf einen gemeinsamen Rhythmus ein, auch die Hirnwellen und der Atemrhythmus synchronisieren. Als meine Kinder noch im selben Zimmer übernachtet haben, ist mir in der Früh beim Aufwecken aufgefallen, wie sie im selben Rhythmus atmeten. Unbewusst haben sie ihren Atemrhythmus während des Schlafs in Einklang gebracht. Neben einander schlafen synchronisiert körperliche Rhythmen. Milan Kundera (1987/2020, S. 21) sieht den gemeinsamen Schlaf als „corpus delicti der Liebe". In seinen Roman „Die unerträgliche Leichtigkeit des Seins" beschreibt er das gemeinsame Schlafen: *„Mit einer Frau zu schlafen und mit einer Frau einzuschlafen sind nicht nur zwei verschiedene, sondern geradezu gegensätzliche Leidenschaften. Liebe äußert sich nicht im Verlangen nach dem Liebesakt (dieses Verlangen betrifft unzählige Frauen), sondern im Verlangen nach dem gemeinsamen Schlaf (dieses Verlangen betrifft nur eine einzelne Frau)."* Auch Menschen, die gemeinsam trommeln, synchronisieren ihren Atem- und Herzrhythmus. Eine Freundin hat von ihren Erfahrungen in einer Kommune und vom Schlafen in einem großen Saal erzählt: Es war so beglückend, die anderen beim Schlafen zu sehen. So ein friedliches, intimes und vertrautes Gefühl. Solche körperlichen, szenischen Abläufe werden im impliziten Gedächtnis gespeichert und sind am besten über Metaphern, Geschichten und Körpererinnerungen abrufbar.

Sport lebt von synchronen rhythmischen Bewegungen, zum Beispiel gemeinsam joggen, Tennis spielen, klettern und besonders tanzen. Dies alles gelingt uns so spielerisch und intuitiv mit Hilfe der Spiegelneuronen. 1991 hat die Forschergruppe von Giacomo Rizzolatti und Sinigaglia (2008) das Phänomen der Spiegelneuronen erkannt. Durch diese werden Sinneswahrnehmungen direkt emotional übertragen: Es fühlt sich so an, als ob man die Emotion selbst erlebt, die gerade das Gegenüber fühlt. Auch die körperlichen Reaktionen, zum Beispiel Veränderungen des Herzschlags, Gefühle im Magen und die Größe der Pupillen passen sich wechselseitig an. Der indische Neurologe Vilayanur Ramachandran bezeichnet diese Neuronen als „Dalai-Lama-Neuronen", weil sie die Grenzen zwischen dem Selbst und dem Gegenüber auflösen. Emotionale Resonanz könnten wir rein kognitiv, also über Nachdenken, nicht erreichen. Nicht nur das Bindungshormon Oxytocin, sondern auch die Funktion der Spiegelneuronen zeigen, dass sich das menschliche Gehirn auch für unsere Bindungsfähigkeit so differenziert entwickelt hat. Werden wir an einer bestimmten Körperstelle berührt, wird beim Beobachter der Berührung die für diese Körperstelle zuständige Region im Gehirn aktiviert. Durch Resonanz, Mitschwingen und Spiegeln begreifen und erfahren wir die Welt von innen heraus. Wir können in die Schuhe des anderen schlüpfen und aus seiner Perspektive die Welt wahrnehmen. Aber nicht nur die Haltung, Sprache und Mimik einer anderen Person nehmen wir wahr, sondern auch die Absicht hinter einer angedeuteten Bewegung, zum

Beispiel verstehen wir intuitiv, dass das Glas Wasser zum Trinken an den Mund geführt wird, noch bevor der erste Schluck gemacht worden ist. Wir begreifen aber auch die feucht werdenden Augen unseres Gegenübers und dessen emotionale Verfassung. Dies ist die Basis unseres Mitgefühls. Besonders als Säuglinge waren wir alle darauf angewiesen, von einer empathischen Mutter versorgt und verstanden zu werden. Ohne Erklärung musste sie imstande sein, unsere Bedürfnisse, Ängste und Vorlieben zu ahnen und darauf einzugehen. Die einfühlsame Mutter gibt dem affektiven Zustand des Kindes Konturen, benennt ihn und verändert ihn. Sie versteht es, den hungrigen Säugling zu füttern, weil sie selbst das Gefühl von Hunger kennt und nachempfinden kann. Auch in der Erotik braucht es das Nachempfinden. Aber Mimikry und Synchronisation allein sind nicht ausreichend für lustvolles Prickeln. Erst die feinen Unterschiede und Variationen erzeugen Spannung und Neugier. Es sind die Unterschiede zwischen beiden Persönlichkeiten, die uns so stimulieren indem sie Bewegungen und Sprache prägen. Vielleicht ist es wie ein Musikstück mit zwei verschiedenen Instrumenten gespielt oder im Duett singen. In der Musik und Lyrik werden Phrasen, Töne, Refrains wiederholt und dadurch entsteht Vertrautheit. Aber das kann nicht ewig so weitergehen wie bei einer hängen gebliebenen Schallplatte. Plötzlich kommt etwas Unvorhergesehenes – ein Wechsel in der Melodie, im Tempo, in der Stimmung. Es ist dieses geheimnisvolle Oszillieren zwischen Bekanntheit und Neuem, zwischen Gewohnheit und Überraschung, das so viel Lust erzeugt. Und so ist es auch beim Sex. Wiederholte Berührungen, Kennenlernen und Einschwingen der Körper mit ihren mehr oder weniger feinen Unterschieden – und dann die Überraschung! In einem besonderen Augenblick springt der Funke über. Wie die Pointe beim Witz braucht es den aufmerksamen Zuhörer und den kompetenten Erzähler. Erst dann bricht Gelächter aus.

6.2 Blicken

In alle Kulturen blicken einander beide Beteiligte in die Augen bevor sie mit einander Sex haben. Dieser Blick berührt uns tief. Wir können ihn nicht ignorieren. Zu sehr weckt er unser Interesse. Der amerikanische Sexualtherapeut David Schnarch (1997/2019, S. 254 ff.) empfiehlt „Sex mit offenen Augen" um Nähe und tiefes Verständnis herzustellen. Diese Kraft des Blicks hilft auch im Kundalini – Yoga um anstrengende Positionen lange durchzuhalten. So unterstützt das Paar einander durch Blickkontakt. Fast jeder kennt das Spiel aus Jugendtagen: Wer hält den Blick länger aus? Und wer zuerst lachen muss oder wegsieht, hat verloren.

Was bedeutet der tiefe Blick in die Augen?

Auf die Distanz von circa 30 cm sieht bereits ein Neugeborenes scharf. Es erkennt das erste wichtige Objekt, das Gesicht der Mutter (der frühen Betreuungsperson). Und besonders die Augen faszinieren mit ihren Farben und ihrem Schimmer. Der Blick – der erste Blick – hält uns geborgen oder wendet sich ab, strahlt und ist berührt oder bleibt kalt und starr. Dieser erste Blick prägt uns so sehr. Und jedem wichtigen Menschen blicken wir beglückt oder ängstlich in die Augen in der Hoffnung auf liebevolles Erwidern des Blicks. Die Erfahrungen der frühen Kindheit begleiten uns, wenn wir als Erwachsene Gesichter wahrnehmen und prägen deren Wirkung auf uns. Ein spezieller Bereich im Gehirn ist für die Gesichtserkennung zuständig und ist eng verknüpft mit emotionaler Bedeutung. Den großen Einfluss von Gesichtern auf unser Erleben zeigt auch die Wahl zukünftiger Partnerinnen oder Partner: Wissenschafter an der Universität in Pécs haben Bereiche des Gesichts präzise vermessen und Folgendes festgestellt (https://www.welt.de/wissenschaft/article2385120/Aussehen-der-Eltern-beeinflusst-Partnerwahl.html) Frauen wählten überdurchschnittlich oft einen Mann, dessen zentraler Gesichtsbereich – Augen und Nase – dem Vater ähnelte. Männer wählten Frauen, deren unterer Teil des Gesichtes – Kinn oder Mund – an die Mutter erinnerten. *„Die einzigartige, unvergleichliche, fürs ganze Leben unabänderlich festgelegte Bedeutung der Mutter als erstes und stärkstes Liebesobjekt, als Vorbild aller späteren Liebesbeziehungen"* hat Sigmund Freud (1905/1991, S. 115) beschrieben und erklärte damit, wie sehr uns Blickkontakt prägt.

Beim Geschlechtsverkehr können einander nur Primaten und Menschen in die Augen blicken. Viele Menschen betrachten während der Sexualität lieber das Gesicht ihrer Partnerinnen und Partner als deren primäre Geschlechtsorgane. Im Gesicht zeigen sich Gefühlsregungen sehr viel differenzierter – also nicht nur erregt oder nicht, sondern unterschiedliche Stadien der Lust und vielleicht sogar Verzückung. Viele Männer berichten, dass sie es lieben, das erregte Gesicht ihrer Partnerinnen zu betrachten und es taucht häufig in Erinnerungen auf. Manche Sinnesreize – vor allem sehen und riechen – werden direkt an emotionale Zentren im Zwischenhirn geleitet. Sie umgehen die Zensur des Großhirns. Daher beeinflussen uns Bilder und Gerüche heftig und unmittelbar und lösen starke Emotionen aus. Sie sind in der Lage, den rationalen Teil des Gehirns zu überschwemmen. Der Neuropsychologe Joseph LeDoux (vgl. 1996) nennt sie „quick and dirty". Schnell und schmutzig und erregend! Die schönen Venezianerinnen habe sich Belladonna, das Gift der Tollkirsche, in die Augen getropft. Es öffnet die Pupillen weit. Die weiten Pupillen signalisieren positive Erwartung und Neugier, aber auch Erregung. So blickt ihr Verehrer in neugierige, hoch erregte, weit geöffnete Augen, die belohnt werden wollen und bezieht dies auf sich. Und das überträgt sich wiederum auf ihn und seine Pupillen weiten sich ebenfalls … Belladonna hat zurecht seinen schönen Namen! Doch trotz der weit geöffneten Pupillen gibt es zahlreiche blinde Flecke in der Liebe, denn Liebe macht blind.

Blind vor Liebe
Shakespeare lässt seine Protagonist*innen im „Sommernachtstraum" wilde Verliebtheit erleben – sogar ein Esel wird heftig begehrt. Und daher nennt er den Gott der Liebe blind, denn Liebe sieht mit dem Gemüt, nicht mit den Augen …

Tatsächlich werden Bereiche, die für kritisches Kontrollieren zuständig sind, deaktiviert, wenn wir uns verlieben. Mit modernen bildgebende Verfahren konnten die Neurowissenschaftler Bartels und Zeki (2010, S. 147 ff.) zeigen, wie unsere Gehirne auf den Anblick eines geliebten Menschen reagieren. Sehen Mütter Bilder ihrer Kinder oder Partner, wird die Amygdala deaktiviert. Dadurch wird Angst ausgeschaltet und die Mutter kann nahe Interaktionen zulassen. Gleichzeitig werden Glückshormone ausgeschüttet – man spürt Schmetterlinge im Bauch, aber auch Vertrauen und Glück. Neurobiologen erklären, dass die Blindheit in der Liebe den Sinn hat, die Bindung zu stärken indem Negatives ausgeblendet wird. Denn genau die Bereiche im Gehirn, die für kritisches Beurteilen zuständig sind, werden bei Verliebten weniger aktiviert. Mütterliche und partnerschaftliche romantische Liebe unterscheiden sich nur sehr wenig in der Aktivität unserer Gehirne. Verliebt ist man weniger animiert, Charakter und Persönlichkeit der geliebten Person kritisch zu bewerten. Das Gute daran: „Love is the absence of judgement" (Dalai Lama).

Augen schließen
Was aber passiert, wenn wir die Augen schließen? Das Sehzentrum ist trotzdem aktiv! Die Ruheaktivität des Sehzentrums ist mit einem Screensaver des Bildschirms vergleichbar, denn die Neuronen arbeiten auch bei Abwesenheit äußerer Reize. Das bedeutet, wir sehen auch bei geschlossenen Augen Bilder. Und an diesen lebhaften bildhaften Eindrücken sind wir innerlich stark beteiligt. Hören wir einem Gespräch oder Musik mit geschlossenen Augen zu, werden diese direkt mit Regionen des Gehirns verbunden, die Emotionen verarbeiten. Das bedeutet, dass wir mit geschlossenen Augen Geräusche, Stimmen und Musik besonders intensiv wahrnehmen.

(Selbst-)Hypnose nutzt diesen Effekt: Wenn Sie die Augen schließen während Sie die Podcasts hören und sich entspannen, wird die Durchblutung Ihres Farbzentrums sogar noch mehr verstärkt. Sie erleben imaginierte Farben intensiver. Das stark aktivierte Sehzentrum im Gehirn verändert die Wahrnehmung der Realität und gestaltet sie bunt und lebhaft.

6.3 Lächeln und lachen

Bei vielen Eltern löst ihr Kind mit seinem Lächeln und Lachen Glücksgefühle aus. Und dann lachen sie alle gemeinsam. Zwischen Eltern und ihren Babys und Kleinkindern gibt es viele solcher Begegnungen des Lächelns. Dies ruft eine Stimmung wechselseitiger Freude hervor. Und das Kind erlebt sich vermutlich als selbstwirksam, indem es den Eltern ein Lächeln entlockt. Spielen ist oft von Lachen begleitet. Wir schwingen uns aufeinander ein – mit dem Atemrhythmus, oft auch Puls, Mimik und Lachgeräuschen. Diese frühen lustvollen Späße zwischen Eltern und Kindern steigern Expressivität und Freude auch im späteren Leben. Wechselseitige Freude ist mehr, als bei einem Fußballmatch mit den anderen Fans wie aus einer Kehle zu schreien, sei es aus Triumph, sei es aus Ärger. Indem wir gemeinsam lachen und einander Freude bereiten bestätigen wir einander und dies nährt das Gefühl, wertvoll und liebenswert zu sein. Erst dann ist der geteilte Affekt eine Quelle von Freude. Und das ist lustvoll und erotisch! Es wirkt wie ein Gegengift für Ekel, Scham, Verachtung und Schuldgefühle. Peinliche Erlebnisse verlieren ihre destruktive Macht, wenn wir sie anderen erzählen und darüber lachen können. Indem wir spüren, dass wir nichts an Anerkennung und Wertschätzung verlieren, auch wenn wir mitten ins Fettnäpfchen treten, befreien wir uns.

In der provokativen Therapie wird in respekt- und liebevoller Atmosphäre das Verhalten der Patient*innen karikiert. Bei Noni Höfner und Charlotte Cordes (https://provokativ.com) habe ich diese Intervention erfahren: Steckt eine Person bei einem Thema fest, sagt die Therapeut*in: „Mach mehr davon" und übertreibt, bis diese Person selbst den starken Drang hat, aus alten Mustern auszusteigen und die Karten neu zu mischen. Der konstruktive Ärger und die Lust an der Leichtigkeit der Persiflage leiten die Veränderung ein. Als Provokation dient sie dem „Reframing". Das hilft nicht immer, aber oft. Hypnose nutzt humorvolle Interventionen – Verwirrung und Überraschung über die Pointe wirken wie eine Trance.

Der Psychiater Allan Reiss (2008) erklärt: Durch Lachen werden die gleichen Gehirnregion angeregt wie durch Kokain. Lachen setzt den Botenstoff Dopamin frei und aktiviert das Belohnungszentrum. Ein guter Witz weckt Euphorie. Bei Männern und Frauen werden dabei ähnliche Gehirnbereiche aktiviert, nämlich die für semantisches Wissen und Sprachspiele. Bei Frauen wird der Nucleus accumbens (er gehört zum Belohnungszentrum) noch mehr aktiviert. Humor macht glücklich, besonders Frauen! Und humorvolle Männer sind sexy! Eine Frau, die über die Scherze eines Mannes lachen muss, bewertet ihn nicht nur als freundlicher und lustiger, sondern auch als besseren potentiellen Partner und als besseren Liebhaber. Sogar Marilyn Monroe war angeblich davon überzeugt: „Wenn du eine Frau zum Lachen bringen kannst, dann kannst du sie zu allem bringen." Aus dem raffinierten Wortspiel wird das lustvolle Vorspiel. Eine junge Frau hat mir erzählt, dass ihr Liebster vor dem ersten Mal gesagt hat: „Mein Penis ist nicht nur klein und dünn, sondern ich komme auch viel zu schnell." Was kann da noch Schlimmes passieren?

Freud nahm an, dass Witze auch unterdrückte erotische Konflikte ausdrücken. Angst und Aggression verlieren eingekleidet in Humor ihre Destruktivität. Es bereitet Vergnügen, an Verbotenes zu denken oder Tabus scherzhaft zu übertreten. Witze rebellieren subtil gegen Konventionen und Scheinheiligkeit. Sie aktivieren Neugier und die Pointe lässt überrascht auflachen. Außerdem braucht es gute intellektuelle Fähigkeiten, um witzig und humorvoll zu sein. Bei Persönlichkeitsstörungen fehlt die Fähigkeit, mit der Realität zu spielen und somit werden Witze nicht verstanden. Auch bei schweren Depressionen gelingt herzhaftes heiteres Lachen nicht. Vermutlich ist das Über-Ich, die sanktionierende Kontrollinstanz und das Gewissen, so mächtig und verhindert Blödeln und Leichtigkeit. Ein rigides Über-Ich kann so strenge Vorschriften machen, dass zwischenmenschliche Freude gedämpft wird. Der Teufelskreis schließt sich indem Depressionen auch die sexuelle Funktion stören und wechselseitige Lust und Selbstwert sinken. Dadurch werden wiederum Depression und sexuelle Störungen verstärkt. Lachen, Freude und Humor sind also wertvolle Ingredienzien für Liebe und Lust. Was für eine Lust, einander zum Lachen zu bringen!

Mir gefällt besonders gut eine Anekdote über den berühmten Psychoanalytiker Otto Fenichel (vgl. Burnham 2012, S. 95). Während des zweiten Weltkriegs mussten viele Psychoanalytiker in die USA emigrieren. Einer von ihnen, Otto Fenichel, wollte über den „Penisneid" referieren. Das englische Wort für „Neid" war ihm aber nicht geläufig. Deshalb bat er einen Bekannten, der schon etwas länger in den USA lebte, den Vortrag zu übersetzen. Der übersetzte „Neid" mit „envoy" – also „Gesandter". Die Übersetzung „penis envoy" (Penis-Gesandter) klang für beide nicht überzeugend. Daher schlug sein Freund „penis ivy" (Penis – Efeu) vor. Ein anderer Emigrant meinte „penis envy" (Penisneid). Dieser Vorschlag wurde aber von Otto Fenichel abgelehnt und er blieb bei „penis-envoy" – dem Penis-Gesandten. Der Vortrag wurde angeblich von allen respektiert, aber der tiefere Sinn nicht wirklich verstanden. Mein Favorit ist übrigens der „Penis-Efeu". Wo könnte man den anpflanzen?

ZUSAMMENFASSUNG: Was für ein Glück: Die Hirnforschung bestätigt, dass ein lustiger Mann sexy ist und wenn er eine Frau zum Lachen bringt, hat er sie schon fast erobert. Und Frauen können so lustvoll lachen! Also Männer: Bringen Sie Ihre Liebste zum Lachen!

6.4 Schwung holen

Mit Humor können wir geistig Schwung holen. Und körperlich? Für die lustvolle, wilde und selbst gesteuerte Bewegung eignet sich das Motiv Schaukel, besonders, wenn Sie in der Kindheit ausgiebig und gerne geschaukelt sind. Es verknüpft die frühe Erfahrung getragen und wiegend in den Armen gehalten zu werden mit der wilden Autonomie, sich selbst anzutreiben und in Schwung zu bringen (Abb. 6.1).

> Bitte hören Sie die Podcasts NICHT beim Autofahren oder wenn Sie sehr konzentriert beschäftigt sind. Am besten hören Sie sie zum Entspannen im Bett.

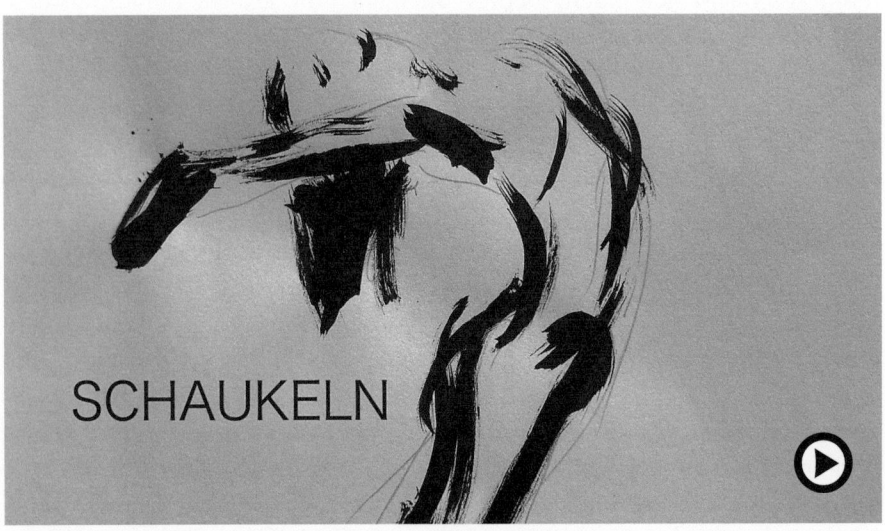

Abb. 6.1 Schaukeln (▶ https://doi.org/10.1007/000-23s)

Schaukeln

Wie dieses urvertraute Gefühl die Energie in unsere Mitte fließen lässt.
    In einer Hängematte zu liegen und schaukeln erzeugt im Gehirn Schlafspindeln … das beruhigt so angenehm, sodass man leicht einschlafen kann. Und viele Menschen in Lateinamerika verbringen die ganz Nacht in einer Hängematte … schaukeln sachte … und schlafen tief und fest. Aber auch wildes Schaukeln kann sehr lustvoll sein! Viele Menschen haben es als Kinder geliebt, zu schaukeln – Ihre Wildheit und Kraft spüren, aber auch den Mut! Beim Schaukeln sammelt sich durch die Fliehkraft (Zentrifugalkraft) viel Blut im Becken und das selbstbestimmte schwungvolle Körpergefühl kribbelt aufregend im Bauch.
    Machen Sie es sich bequem, sodass Sie sich angenehm entspannen … Zur Ruhe finden … zu sich selbst finden … ganz angenehm in Ihrem Rhythmus … Es dem Körper überlassen, sich zu entspannen, … manche Menschen beginnen mit den Beinen … einfach die Beine schwer werden lassen … Und andere, Sie beginnen mit den Armen … Eine angenehme leichte Schwere in den Armen … und erlauben sich, dass Körperteile, die jetzt schon gut entspannt sind die Entspannung dorthin fließen lassen, wo Sie Entspannung und Gelöstheit brauchen können … Sodass Sie ganz allmählich und ganz behutsam tief und tiefer gehen … Stellen Sie sich darauf ein, Sie sind auf einem Spielplatz und haben Lust zu spielen und entdecken eine Schaukel. Und sie spüren, wie sich in Ihrem Körper die Lust ausbreitet: Sich auf die Schaukel setzen und schaukeln. Sie fühlen sich sicher und geschützt und gleichzeitig aktiv und genießen die angenehm Vorfreude und die angenehme Spannung. Und Ihr Vertrauen in den eigenen Körper, der diese Bewegungen und den Schwung ganz von selbst entstehen lässt und findet. Vielleicht erinnert sich Ihr Körper an die angenehme Bewegung, in einer Hängematte zu liegen und ganz sanft hin und her zu schaukeln während eine sanfte Brise über Ihr Gesicht und Ihren Körper streichelt … aber manchmal taucht Lust auf, schnell und wild zu schaukeln – auf einer Schaukel, die so hoch ist, dass es angenehm ist … Wo Sie genießen zu schwingen und Schwung holen … ganz selbstbestimmt … wo die Lust auf den Schwung und die Bewegung tief aus Ihrem Körper kommen … wo Sie entscheiden … bewusst oder unbewusst, wie weit Sie hinauf schwingen möchten und sich hinabsinken lassen … wie mutig Sie sind … durch die Luft wirbeln als würden Sie fliegen, schweben … wie viel Freude Sie erleben und wieviel Lust … wie ein inneres Lachen … und Sie dosieren das alles … vielleicht beginnen Sie mit einem sanften Schaukeln nach vorne und zurück. Wie von selbst findet ihr Körper seinen Rhythmus und Sie erfassen intuitiv die Bewegung nach vorne oben und dann hinunter – tief und tiefer – bis sie hinten wieder nach oben schweben. Dann halten sie einen kurzen Moment inne sie können den Atem kurz anhalten um danach tief auszuatmen. Dann lehnen sie sich zurück und strecken die Beine nach oben. So kommen sie hoch und höher. Vorne – am obersten Punkt – fühlt es sich so an, als würden sie kurz abheben. Und dann schwingen sie nach unten. Wenn sie die Augen schließen, wird das Gefühl intensiv und voll spannender Lust. Wenn sie nach hinten oben segeln, heben sie am höchsten Punkt wieder kurz ab vom Sitz und lassen sich dann wieder mutig nach vorne segeln. Es fühlt sich an wie fliegen. Und wenn Sie wollen, dann lassen Sie das Gefühl intensiv werden … Und wenn Sie wollen, verändern Sie etwas, sodass es gut ist für Sie … Und sie spüren, wie sie mit ihren Beinen das Tempo angeben und die Höhe … sie gestalten ihr eigenes Schaukeln … sanft

> oder wild, ganz wie sie es mögen. Und jedes Mal, wenn Ihr Partner sie berührt, spüren Sie Ihre Autonomie und spüren, dass Sie entscheiden, wie weit Sie sich heben oder senken. Sie können es mit Ihrem Atem koppeln … beim Einatmen die Beine anheben und in die Höhe schaukeln und das lustvolle Gefühle spüren, wenn das Blut sich im Bauch und im Becken sammelt … das angenehm Kribbeln im Bauch, so, wie sich die Bauchdecke ein klein wenig anhebt … und beim Ausatmen … lange Ausatmen … die Schaukel absinken lassen, tief nach unten gleiten … so, wie die Bauchdecke sich senkt … sich in Ihrem Rhythmus hebt und senkt bei jedem Atemzug mehr und mehr … Wie eine angenehme Schaukelbewegung … eine wellenförmige Bewegung, wie das Zwerchfell sich wellenförmig bewegt bei jedem Atemzug … selbstverständlich sich ganz angenehm in Ihrem Rhythmus bewegt … und diese Bewegung und dieses innere Lustgefühl und Lachen behält Ihr Körper und es taucht jedes Mal auf, wenn Sie ein leichtes Kribbeln spüren oder herbeisehnen, wenn dieser ganz besondere Mensch Sie berührt, als würde er die Schaukel anstoßen und Ihnen Schwung geben … sich in Schwung bringen lassen … Ein gemeinsames Schwingen, sich auf einander einschwingen, den Rhythmus finden … jede Berührung wie ein angenehmer Impuls, sich dem Schaukeln zu überlassen … Dem Körper erlauben, zu genießen und sich frei fühlen … Und all das behält Ihr Körper und taucht jederzeit in Ihrem Körper auf, wenn Sie die Hände Ihres Partners spüren, als würden Sie in Schwung kommen … taucht das Kribbeln im Bauch auf wie ein lustvolles inneres Lachen – während Ihr bewusster Verstand das JETZT alles wieder vergisst. Und mit einem tiefen Atemzug kommen Sie wieder zurück. Die Finger und Hände bewegen, die Zehen und Füße – und wenn Sie Lust haben, dehnen Sie sich und strecken sich, sodass Sie frisch und munter sind und JETZT wieder ganz hier!

6.5 Paarübungen bei sexueller Lustlosigkeit

Wie kann ein Paar in Eigenregie paartherapeutische Interventionen anwenden? Weil es so wichtig ist, wiederhole ich dieses Vorgehen: Wenn ein oder beide Beteiligte sexuell lustlos sind, Schmerzen haben oder eine funktionelle Sexualstörung, hat sich ein zweimonatiges Koitus-Verbot sehr bewährt. Diesen Verzicht auf den Koitus verspricht das Paar einander wechselseitig. Doch in diesen Monaten ohne Geschlechtsverkehr passiert nicht nichts. Im Gegenteil: In diesen beiden Monaten wird 1. der Druck genommen, sexuell aktiv sein zu müssen und 2. langsam der Appetit geweckt und gesteigert. So können Begehren und Sehnsucht wachsen. Und es werden gezielt Übungen ausprobiert, allen voran die „Streichelübungen": Zu Beginn streicheln beide einander gegenseitig. Die Genitalien bleiben ausgespart. Dazu darf wie beim guten Essen kommentiert werden – nicht hochintellektuell! Es reicht „mmmmhhhh" oder „ja, das ist angenehm". Dann werden die Genitalien oberflächlich einbezogen. Als nächster Schritt werden die Genitalien erkundet, aber nicht stimuliert. Sodann wird mit der Erregung gespielt, sodass sie kommen und gehen kann. Dann wird der Penis ohne Bewegung eingeführt. Allmählich darf er sich nach dem Einführen vorsichtig bewegen. Erst dann erfolgt der Koitus ohne Einschränkung.

Viele Paare machen gute Erfahrungen mit dem „Wheel of Consent". Diese Übung habe ich bei der Sexualtherapeutin Betty Martin entdeckt (https://bettymartin.org/videos/). Sie beschreibt, wie sich abwechselnd beide jeweils für drei Minuten eine Berührung der Partnerin oder des Partners wünschen. Erst nach explizitem Einverständnis kommt es zu dieser Berührung. Diese kann fest oder zart, langsam oder schnell und an unterschiedlichen Körperstellen sein. Es geht darum, Wünsche zu äußern, aber auch Grenzen zu respektieren und bewusst einverstanden zu sein oder abzulehnen. Insbesondere für Personen nach Erfahrungen, überwältigt und ausgeliefert gewesen zu sein, stellen die Begrenzung auf drei Minuten eine gut erträgliche Dauer dar. Der feste Rahmen und die klare Abgrenzung und die bei jedem Durchgang erneut eingeholte Einwilligung erhöhen das Gefühl von Kontrolle und Selbstbestimmung. Eine meiner Klientinnen hat mir erzählt, wie sie sich manchmal schon am Weg nach Hause ausmalt, wie und wo sie von ihrem Partner gestreichelt werden will … einmal sanft wie mit einer Feder, die wie ein Hauch über ihre Brüste streicht, ein andermal etwas sportlicher um Kraft zu spüren, einmal mit einem Seidentuch, unter dem sie sich verbirgt und das er sacht lüftet. Sie imaginiert, was sie anzieht und wie er staunt. Eine andere Frau hat mir ganz begeistert erzählt, wie ihr Partner ihren Körper mit Küssen bedeckt wie ein Putzerfisch. Eine andere Frau liebt Berührungen, die sich anfühlen als sei ein Schmetterling von ihrer Haut aufgeflogen und sie spürt den Hauch des Flügelschlags. Die Streichelübungen lassen sich sehr gut mit Achtsamkeit und Verlangsamen kombinieren. Dabei spielt das Paar mit Berührungen. Auch verbal tastet sich das Paar aneinander heran. Bewährt haben sich Gespräche über diese Themen: „Was turnt mich an? Wenn ich mich begehrt fühle ist es wie … Wenn Du mich berührst (Gesicht, Hals, Hände, Schultern, Brüste, Gesäß, Penis, Hoden, …), fühlt es sich an wie … Wenn ich in dich eindringe, fühlt es sich an wie … Wenn du in mich eindringst, fühlt es sich an wie …"

Aus dem Improvisationstheater kenne ich einige Übungen, die zwischen den Akteuren das Vertrauen stärken sollen: Eine Person führt die andere Person, deren Augen verbunden sind, durch den Raum. Die sehende Person achtet darauf, dass sich die blinde nicht verletzt und die blinde reagiert auf die feinen Signale der sehenden. Und dann tauschen beide die Rollen. Dies kann dann zum sexuellen Vorspiel übergehen, wobei auch hier einer Person die Augen verbunden werden. Der fehlende Sehsinn schärft den Sinn für Berührungen und erfordert eine andere Orientierung im Raum. Und dies fördert Hingabe und Bereitschaft, sich lenken zu lassen. Auch aus dem Theatersport stammt die Übung, sich nach hinten fallen zu lassen und von der Partnerin oder dem Partner aufgefangen zu werden. Körpernah wird auf diese Art Vertrauen gefördert und das Gefühl, nach dem sich viele Menschen sehnen: sich fallen lassen dürfen oder eine Schulter zum Anlehnen haben. Winnicott meint, indem ein Kind sicher gehalten wird, fühlt es Liebe. Dem sicheren Halten, der holding function, gibt er eine ganz besonders große Bedeutung. Didier Anzieu (1992) spricht vom Haut-Ich, indem er den ganz frühen Kontakt beschreibt, der einerseits die Grenzen des eigenen Körpers und somit die Getrenntheit erleben lässt, andererseits aber auch Nähe, Schutz und Berührung. Dieser schützende und haltende Körperkontakt kann über Gespräche nicht so sicher hergestellt werden als über Körpererinnerungen. Mittlerweile weiß man, dass unser Körper beim Streicheln und Berühren das Kuschelhormon Oxytocin ausschüttet. Es stärkt die Bindung und beruhigt und entspannt. Bei Berührung der C-reaktiven Nervenfasern wird sehr viel Oxytocin ausgeschüttet. Diese Nervenfasern sind dort, wo ein Erwachsener das Baby streichelt, das in seinem Arm liegt: Am behaarten Kopf, am Rücken und an den Außenseiten der Arme. Mit leichtem Druck dieser Regionen im Tempo von 4 cm pro Sekunde zu streicheln klingt kompliziert. Doch die meisten Menschen machen dies intuitiv ganz großartig. Die oder der Gestreichelte kann kommentieren, wie angenehm es sich anfühlt oder auch spezielle Wünsche kundtut.

Und nochmals: Nähe herstellen
Wirkungsvoll ist alles, was beim Thema „Nähe" vorkommt: Streicheln, in die Augen blicken, synchronisieren, gemeinsam Musik hören und die ästhetische Freude genießen, „Ich liebe dich" sagen aber nicht zu rasch und zu oft, aufhören, wenn es am schönsten ist und erst später weitermachen, Spiele inszenieren, lachen und zum Lachen bringen, …

Anblicken: Der Blick tief in die Augen des Gegenübers schafft Nähe. Männer und Frauen schütten vermehrt Dopamin aus, wenn sie in die Augen einer begehrten Person blicken. Wenn der Blick freundlich ist – lächelnd – dann kommt es oft zur Affektansteckung. Kinder sind meisterhaft darin, mit einander zu spielen und lachen und blödeln und oft überschlägt sich das Lachen und gemeinsam steigert sich die ausgelassene Stimmung mehr und mehr. Und so eskalieren Lust und Freude an einander. Es kommt zum „Facial Feedback": Die Bewegungen der Gesichtsmuskeln beeinflussen unser emotionales Erleben: Ziehen wir die Mundwinkel in die Höhe und lassen auch die Augen mitlachen, dann schließt unser Verstand daraus: „Ich bin fröhlich!" Die physische Erregung und Aktivierung bestimmter Muskeln wird kognitiv verarbeitet und löst die Emotion aus. Auch Lachyoga nutzt das Phänomen das Facial Feedbacks. Dabei ist es nicht notwendig, irgendwelche Witze zu erzählen. Lachen macht fröhlich. Und es beruhigt und macht fehlertolerant. Ein Regisseur des Volkstheaters hat mir erzählt, dass er die Schauspieler*innen vor dem Auftritt zwei Minuten lachen lässt: Und er ist immer wieder erstaunt, wie entspannt und gelöst diese Schauspieler*innen dann die Bühne betreten. Einen kleinen Texthänger können sie dann einbauen in die Darstellung der Figur und sogar im Spiel selbst kreativ spielen.

Umgekehrt ist es grauenvoll, in ein unbewegtes Pokerface blicken zu müssen. Besonders auf Babys und Kleinkinder wirkt die „still face procedure" extrem irritierend. Dabei ist der Blick der Betreuungsperson (Mutter) eingefroren und sie schaut ins Leere. Auf die Kontaktangebote des Kindes reagiert sie nicht. Das kleine Kind verstärkt zuerst seine Bemühungen, um die Aufmerksamkeit der Mutter auf sich zu lenken – es lacht sie an und zeigt ihr irgendetwas. Doch wenn sie weiterhin nicht reagiert, wird das Kind ärgerlich und gibt schließlich frustriert auf. Wie bei einer Depression starrt dann auch das Kind ins Leere. Diese resignative Haltung und Ignoranz ist besonders schädlich für Erotik. Kommt es zwischen Liebespartner*innen gehäuft vor, dass sie einander leer anblicken oder den Blickkontakt vermeiden, ist dies dringend zu ändern. Die dahinterliegende Frustration muss geklärt werden. Und dann bekommen die Paare die Aufgabe einander zum Lachen zu bringen. Zum Beispiel werden sie angeregt, Witze zu erfinden.

6.5.1 Übung: Witze erfinden

Schon Freud meinte, dass Witze ein Ventil für sexuelle oder gewalttätige Phantasien seien. Die Pointe erleichtert und befreit von der Dramatik der Phantasie. Daher ist es hilfreich, Witze zu erfinden. Dies klingt komplexer als es ist. Am einfachsten ist es so: Abwechselnd sagt jeder einen Satz – zum Beispiel beginnen Sie so oder irgendwie anders unsinnig: Kommt ein Mann nach Hause und sieht seine Frau nackt durch die Wohnung tanzen … Dann übernimmt die andere Person und sagt einen Satz, der passen kann oder auch nicht. Dann kommt wieder die erste dran. Der dritte Satz ist die Pointe. Ähnlich wie beim Brainstorming ist es gut, vollkommen kritiklos das erste zu sagen, was Ihnen in den Sinn kommt. Dies lässt nicht viel Zeit zum Nachdenken – das Ergebnis kann sich sehen lassen: skurril und unbeschreiblich lustig können ängstigende Phantasien humorvoll eingekleidet werden.

6.5.2 Übung: Bleistift festhalten

Nicht am Bleistift kauen ist gut für die Psyche, sondern ihn mit den Zähnen festhalten. Einen Bleistift zwischen die Zähne klemmen bewirkt eine Aktivierung genau der Gesichtsmuskeln, die wir beim Lachen anspannen. Dabei grimassiert das Gesicht wie bei einem breiten Lachen – und wir werden lustig. Probieren Sie es aus: Der Mund öffnet sich leicht und zieht sich in die Breite. Unser Verstand interpretiert dies so: Ich bin gut gelaunt und lustig! Und so fühlt man sich dann allmählich: vergnügt und bereit sich zu amüsieren. Die Emotion folgt dem Gesichtsausdruck.

7

Erektionsstörungen

Inhaltsverzeichnis

7.1 Ganzkörpererektion.. 84
7.2 Hypnose bei erektiler Dysfunktion – Schnecke............................... 85
7.3 Koitus-Verbot.. 89
7.4 Übung: Wann waren Sie eine Heldin oder ein Held?...................... 91

Gerne der Zeiten gedenk' ich, da alle Glieder gelenkig – bis auf eins. Doch die Zeiten sind vorüber, steifgeworden alle Glieder – bis auf eins. Johann Wolfgang von Goethe (1749–1832)

So poetisch beschreibt Goethe in einem seiner Tagebücher seine nachlassende Erektion.

Körperlich? Psychisch?
Körperliche Ursachen einer mangelhaften Erektion gehören abgeklärt. Wie kann man einfach feststellen, ob ein körperliches Problem besteht? Haben Sie nächtliche Erektionen oder eine „Morgenlatte" oder eine ausreichende Erektion bei der Selbstbefriedigung, dann liegt höchstwahrscheinlich kein körperliches Problem vor. Dann liegt es meist am Stress: Häufig entwickelt sich ein

---

Ergänzende Information Die elektronische Version dieses Kapitels enthält Zusatzmaterial, das berechtigten Benutzern zur Verfügung steht https://doi.org/10.1007/978-3-662-62379-4_7. Die Videos lassen sich mit Hilfe der SN More Media App abspielen, wenn Sie die gekennzeichneten Abbildungen mit der App scannen.

© Der/die Autor(en), exklusiv lizenziert durch Springer-Verlag GmbH, DE, ein Teil von Springer Nature 2021
B. Laimböck, *Guter Sex dank Selbsthypnose*, https://doi.org/10.1007/978-3-662-62379-4_7

Teufelskreis von Angst vor mangelnder Erektion und dadurch steigert sich Stress. Der aktivierte Sympathikus führt zur Kontraktion der Blutgefäße und verminderten Durchblutung des Penis. Dadurch wächst die Selbstbeobachtung und der Fokus liegt komplett auf Größe und Härte des Penis. Und als Reaktion zieht sich der Penis dann noch mehr zurück, weil die Durchblutung weiter absinkt. Die Versagensangst quält und dadurch steigt die Anspannung noch mehr. Schließlich beobachtet man verzweifelt, wie trotz heftigen Bemühens und Wünschens keine Erektion entsteht. Um diesen Teufelskreis zu durchbrechen hilft manchmal die Einnahme von Arginin. Arginin ist eine Aminosäure, die Stickstoffmonoxid (NO) freisetzt. Viele Bodybuilder kennen sie, denn nach der Einnahme vergrößert sich der Durchmesser der Venen und sie werden weit gestellt und gut sichtbar und lassen die Muskeln besser zur Geltung kommen. Dieser Mechanismus fördert auch die Erektion. Kürbiskerne, Erdnüsse und Meerestiere enthalten besonders viel Arginin. Ein lustförderndes Essen besteht aus Meeresfrüchten oder Fisch und Nüssen. Keinesfalls sollte Zucker zu sich genommen werden. Versuche an Nagetieren haben gezeigt, dass einige Zeit nach dem Zuckerkonsum der Penis gar nicht erregbar ist. Das Kaffeekränzchen mit Torte und gezuckertem Kaffee killt die Libido. Da helfen dann auch die zahlreichen Phosphodiesterase-5-Hemmer (PDE-5-Hemmer wie Viagra, Cialis und viele ähnliche Präparate) nicht viel. Prinzipiell fördern diese ebenso wie Kürbiskerne die Freisetzung von NO, nur noch intensiver. Manchmal durchbricht die Einnahme eines dieser Medikamente den Teufelskreis. Manchmal aber bleibt der Erfolg aus. Insbesondere junge Männer mit starken Versagensängsten bekommen nicht einmal mit der dreifachen Höchstdosis eine Erektion. Stress und Anspannung sind einfach zu groß und dominieren das Erleben. Sobald der Fokus auf anderen Körperteilen liegt zum Beispiel den streichelnden Händen oder dem Mund, kann sich der Penis ein bisschen entspannen. Daher beginnt die Selbsthypnose mit Atemübungen und der Aufrichtung des ganzen Körpers.

7.1 Ganzkörpererektion

Manche Männer würden beim Gespräch über intime Dinge am liebsten im Erdboden versinken oder unter dem Teppich verschwinden. Dabei wollen sie ihr Gesicht verstecken und verdecken den Mund mit der Hand. Sie sitzen in einer geknickten, eingesunkenen Körperhaltung. Diese Körperhaltung nehmen Verlierer bei sportlichen Bewerben ein. Deren Testosteronspiegel sinkt (Carney et al. 2010, S. 1363 ff.). Die Verlierer verlassen niedergeschlagen und enttäuscht die Arena. Die Gewinner jedoch feiern ausgelassen und fühlen sich unbezwingbar und unwiderstehlich. Im Tierreich wollen die Sieger nach einem Duell kopulieren.

Peter Levine hat genau beobachtet, wie unser Körper auf Beschämung und Niederlagen reagiert und zeigt deutlich den Zusammenhang von körperlicher und psychischer Haltung. Schämen wir uns, sinkt der Körper in sich zusammen und meist legt man eine Hand vor den Mund oder bedeckt das Gesicht. Ist man hingegen stolz, richtet man sich auf und zeigt das Gesicht. Gorillas demonstrieren ihre Dominanz indem sie sich auf die Hinterbeine stellen und mit den Fäusten auf die Brust trommeln. Auch Menschen heben stolz die Brust beim Flirten. Von der Ohnmacht und Immobilität der beschämten Haltung soll sich der Körper aufrichten und sukzessive in eine Haltung gesunder Selbstbehauptung aufrichten hin zu Würde, Freude und Triumph. Es hilft, sich von der eingesunkenen Körperhaltung zu lösen und in eine „winner pose" hineinzuwachsen, in die aufrechte Haltung des Siegers: Eine weite, offene und raumeinnehmende Körperhaltung! Diese erhöht den Testosteronspiegel, während das Stresshormon Cortisol sinkt. Dadurch steigt die Risikofreude. Mittlerweile geht man zwar davon aus, dass nicht diejenige Person smart wirkt, die Macht demonstriert. Aber bei Bewerbungsgesprächen schneiden diejenigen Kandidat*innen besser ab, die diese Pose einnehmen. Es ist den Versuch wert und ich ermuntere Sie, Ihren Körper wachsen zu lassen hinein in eine Haltung, die ich „Ganzkörpererektion" nenne.

Von den Peanuts gibt es einen eindrucksvollen Cartoon: Charlie Brown steht mit gesenktem Kopf da, seine Schultern neigt er nach vorne und er blickt zu Boden. Seine Körperhaltung kommentiert er ungefähr so: „Wenn man richtig depressiv sein will, muss man den Oberkörper nach vorne hängen lassen. Es ist nämlich unglaublich schwer, aufrecht zu stehen und gleichzeitig depressiv zu sein". Die depressive oder schamhafte Körperhaltung wirkt sich ungünstig auf unsere Selbstsicherheit und sexuelle Lust aus.

7.2 Hypnose bei erektiler Dysfunktion – Schnecke

Eine hilfreiche Metapher für die Erektion, die besonders dann eintritt, wenn die Luft rein ist und keine Gefahr droht, ist die Schnecke (Abb. 7.1).

> Bitte hören Sie die Podcasts NICHT beim Autofahren oder wenn Sie sehr konzentriert beschäftigt sind. Am besten hören Sie sie zum Entspannen im Bett.

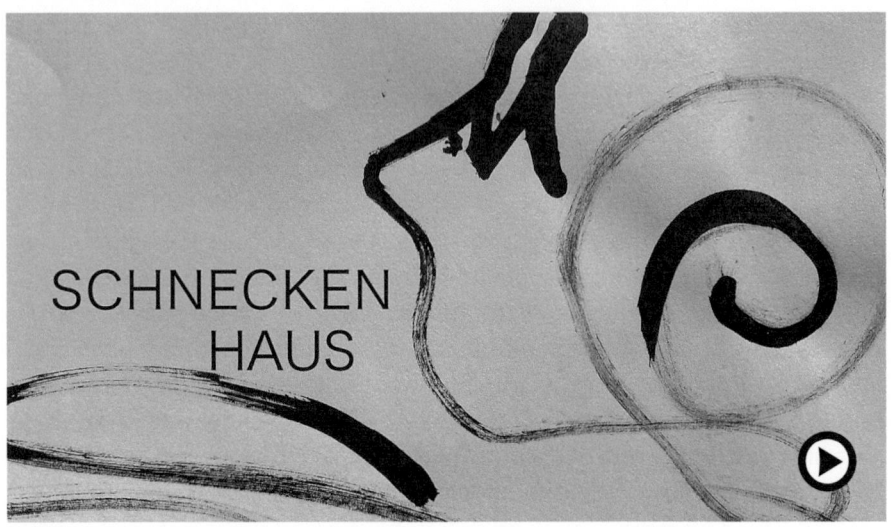

Abb. 7.1 Das Schneckenhaus (▶ https://doi.org/10.1007/000-23v)

Das Schneckenhaus

Wie der Wechsel von vorsichtigem Rückzug und neugierigem Vorwagen aus dem geschützten Terrain gelingen kann.

Und während Sie sich so angenehm entspannen, erzähle ich Ihnen, wie ich unlängst eine Schnecke beobachtet habe … wie sie unterwegs ist … ganz langsam unterwegs ist … und wenn sie sich schreckt oder irgendjemand sich nähert, zieht sie sich zurück in ihr Schneckenhaus … da drin ist es ruhig und sicher und vertraut … und es bringt gar nichts, wenn jemand versucht, die Schnecke hervorzulocken oder ans Haus klopft um Sie zu drängen … und auch auf Flehen und Bitten reagiert sie gar nicht … da bleibt sie einfach drinnen in ihrem Haus … da ist es ruhig und sicher … und irgendwann … wenn Sie Lust haben … dann wagt sie sich ein klein Wenig hervor … zuerst mit einem Fühler … und den reckt sie ein bisschen heraus aus dem Häuschen … und noch ein bisschen weiter, damit sie sich orientieren kann … und dann … wenn Sie möchten … reckt sie auch den anderen Fühler ein ganz klein Wenig hervor … wagt sich heraus … hat Lust zu erkunden … bekommt ein kleines bisschen Lust zu erforschen und ein angenehmes Kribbeln durchströmt den Körper … diese geheimnisvolle Lust am Risiko … mit der angenehmen Sicherheit, sich jederzeit wieder zurückziehen zu dürfen … und erst wenn Sie das wollen, die Fühler weit und weiter ausstrecken … den Mut spüren … wie sie mutig die Umgebung erforscht und neugierig ist … neugierig sein … kann so erfrischend sein …. Neugier macht mutig! … Wenn Sie neugierig sind, wird im Gehirn Ihr Mut aktiviert … wie von selbst … Neugier macht die Menschen mutig … lässt Sie in kleinen Booten über den Ozean segeln … lässt Sie auf hohe Berge klettern und in tiefe Höhlen vordringen … in tiefe Grotten hinabtauchen … ins Meer … hinunter … tief eintauchen …. Und spüren, wie Neu-

> gier und Mut den Körper durchströmen … überall dahin kommen, wo Sie es brauchen können …. Den Körper durchströmen … und ganz angenehm dieses tiefe innere Vertrauen, diese tiefe innere Sicherheit spüren … sich ausbreiten lassen … überall dahin kommen, wo Sie es brauchen, wo es Ihnen guttut … und diesen Mut und diese Sicherheit verankern in Ihrem Körper … wie ein Schiff, das gut vor Anker liegt … und sich ganz sicher fühlen darf … So, wie Sie jetzt Ihre Hände halten … Vielleicht liegen Ihre Hände angenehm entspannt neben Ihrem Körper, vielleicht ruhen sie auf Ihrer Bauchdecke … Vielleicht berühren sie einander … Und so, wie Sie Ihre Hände jetzt halten … ist es ein Anker und jedes Mal, wenn Sie Ihre Hände so halten wie jetzt, so ausruhen lassen, wie jetzt, taucht das Gefühl ganz von selbst auf. Und wenn Ihre Hände etwas berühren … Ihre Bauchdecke und sich heben und senken in Ihrem Atemrhythmus … oder Ihre Oberschenkel, wenn sie neben Ihnen sich ausruhen … immer, wenn Ihre Hände einen Körperteil berühren oder über die Haut streicheln … ganz langsam … im Schneckentempo … erkunden …. spüren die Fühler, wie Sie neugierig werden … lassen sie neugierig sein und erkunden … langsam wie eine Schnecke und zugleich neugierig … und in Ihnen breiten sich Mut und Kraft und Sicherheit aus … ganz von selbst … mit jeder Bewegung, mit jeder Berührung mehr und mehr … Und all das, was für Sie wichtig ist, behält Ihr Körper ganz von selbst … taucht jederzeit auf, wenn Sie es brauchen … ist alles, woran Sie denken, die Schnecke in Ihrem Tempo … Dann kommen Sicherheit und Kraft und Mut ganz von selbst und breiten sich aus in Ihrem Körper … Und wenn Sie sich vorstellen, Sie liegen mit ihrer Partnerin im Bett, sind erregt, streicheln sie und spüren ihren Atem, dann atmen Sie durch den leicht geöffneten Mund ein und durch die Nase aus, dringen Sie in ihre Partner*in ein und haben alle Zeit der Welt, atmen weiter durch den leicht geöffneten Mund ein, durch die Nasen aus … Wenn Sie ihre Hände so entspannt auf Ihrem Bauch liegend ruhen lassen und spüren, wie die Finger der linken Hand die der rechten berühren, sind Sie ganz ruhig. Und mit dieser Ruhe und der gleichmäßigen Bewegung des Atmens spüren Ihre Hände, wie sich Ihre Bauchdecke hebt und senkt. Mit diesem Heben und Senken wird Ihr Vertrauen in Ihre Kraft und Lust intensiv. Bei jedem Einatmen strömt Lust ein in Ihren Körper, bei jedem Ausatmen stößt Kraft durch Ihren Körper. Einatmen und ausatmen in Ihrem Rhythmus … und alles, was Sie tun brauchen, ist so angenehm ein- und ausatmen … Und wenn Sie Kontakt haben mit Ihrer Partner*in, dann lassen Sie die Schnecke ihre Neugier spüren bis in die Spitzen ihrer Fühler … sodass Sie es genießen, die Fühler aufrichten, sodass Sie neugierig tasten … fühlen die Fühler ihre Kraft und Erregung bis in die Spitzen der Fühler fühlen und ausfüllen … Und mit diesen Erfahrungen kehren Sie zurück im tiefen inneren Wissen, sie jederzeit zu nutzen, wenn es gut ist für Sie – kehren Sie zurück, richten sich wieder auf, spüren, wie sich Ihr Körper streckt, wenn Sie aufstehen – schütteln sich, machen ein Geräusch, sagen laut: HA! Und sind JETZT wieder ganz da.

Jakob – nie wieder Sex Jakob ist 27 Jahre alt, außerordentlich gutaussehend, gepflegt und eloquent. Er absolviert gerade sein zweites Studium und arbeitet parallel dazu in einem renommierten Unternehmen. Seine große Flamme ist eine junge Arbeitskollegin. Sie ist Italienerin, geheimnisvoll und unerreichbar und seine absolute Traumfrau. Er hätte es nie für möglich gehalten, aber sie fahren gemeinsam zu einer Firmenfeier und übernachten im selben Hotel – Zimmer an Zimmer. Als ihn die junge Frau zu sich ins Zimmer einlädt ist er vollkommen überwältigt. Er kann es nicht fassen, das erste Mal mit seiner Angebeteten allein zu sein. Er steht also im Zimmer und weiß nicht, was er tun soll. Sie liegt am Bett. Er fühlt sich aufgefordert, sich zu nähern. Sie blickt ins Leere. Er versucht ihren Blick zu interpretieren. Überwältigt von Unsicherheit erstarrt er. Sie mustert ihn von oben bis unten und legt sich auf den Rücken. Er legt sich neben sie – mehr, weil er denkt dies zu müssen als zu wollen. Sein Verstand diktiert ihm die Choreographie, doch sein Gefühl schweigt. Er denkt, er muss sie küssen. Also beugt er sich über sie. Er will alles richtigmachen und fühlt sich gleichzeitig ungeschickt. Indem er sich selbst beobachtet, quält er sich. Er fragt sich, ob sein Atem schlecht riecht oder seine Achseln. Er fragt sich, ob er zu viel oder zu wenig Speichel im Mund hat, ob er die Zunge sanft oder stärker bewegen soll. Und er empfindet nichts bei diesem ersten Kuss außer Selbstzweifel. Nach diesem Kuss steht sie auf und zieht sich nackt aus. Er erstarrt kurz und zieht sich wie fremdgesteuert ebenso aus. Und zu seinem großen Schreck bemerkt er, dass er keine Erektion hat. Tief blamiert zieht er sich wieder an und verlässt wortlos das Zimmer. Als er in sein eigenes Zimmer zurückkehrt, ist er wütend auf sich und verzweifelt. So eine Chance kommt nie wieder, denkt er und beschimpft sich innerlich als Versager und Schlappschwanz und sonst noch wenig schmeichelhaft. Nie wieder wird er eine Frau so begehren. Er wird überhaupt nie wieder jemanden lieben und verehren. Er wird dem Sex abschwören. Das steht für ihn fest. Völlig unklar ist ihm, wie er ihr begegnen soll bei einer Besprechung in der Firma. Er vermeidet jede Kontaktmöglichkeit und leidet unter Schweißausbrüchen im Büro. Wenn er sie aus der Ferne beobachtet, wie sie charmant mit männlichen Kollegen plaudert, wenn er sieht, wie andere Männer ihren schönen Körper betrachten, schmerzt es ihn und er würde am liebsten nie wieder in die Firma gehen, vielleicht überhaupt verschwinden. Während er seine missglückte Liebesnacht und deren Folgen erzählt, verschwindet Jakob immer mehr in seinem Sessel. Seine Stimme wird leiser, kaum mehr präsent. Mit der Hand vor dem Mund schweigt er schließlich. Seither ist Jakobs Sexualleben eine Katastrophe. Aber eigentlich ist dies sexualtherapeutischer Alltag. Denn schon so manchen Mann hat es gequält, wie unmöglich eine Erektion entsteht in den Momenten, wenn er unbedingt erregt sein will. Genau wenn er ganz dringend potent sein will, streikt sein Penis.

Aus der Selbstbeobachtung aussteigen bedeutet: Die Sinneskanäle wechseln, also vom Evaluieren und kognitiven Denken zum impulsiven Erleben wechseln. Dies kann man unterstützen indem man laut atmet, stöhnt, lacht, summt. Dadurch wird die Aufmerksamkeit umgelenkt: Indem er die Partnerin zum Lachen bringt, ist das Ziel nicht mehr die perfekte sexuelle Performance, sondern die gemeinsame Freude. Der entwertende Teil beobachtet ihn dann nicht mehr kritisch, sondern bewundert seine Partnerin und dann auch sich selbst – als würde er ihm auf die Schulter klopfen und ihm „Bravo" zurufen. Daher übt er, mehr mit seiner Partnerin zu spielen, lachen, sich nicht auf sein körperliches Funktionieren zu konzentrieren, sondern auf ihre Haare, ihren Duft, ihre Bewegungen und ihr Lachen. Und so kann sich sein Genießen entfalten und seine Erektion kommt wieder wie von selbst. Um sich stark und widerstandsfähig zu fühlen, braucht er aber ein bisschen Zeit. Und immer, wenn wir enttäuscht oder beschämt worden sind, fühlen wir uns besonders verletzlich. Oder auch wenn wir uns weiterentwickeln. Das sind besonders heikle und empfindliche Phasen im Leben – man denke nur an die Pubertät oder eine Schwangerschaft oder den Verlust eines geliebten Menschen. Die Imago-Paartherapie geht davon aus: Konflikt ist „growth trying to happen". Erst der Konflikt und die Frustration lassen uns wachsen und stark und robust werden.

7.3 Koitus-Verbot

Wichtig ist auch bei Jakob das Koitus-Verbot:

Denn ein Verbot ist DAS Aphrodisiakum, das Corpus delicti der Lust. Am Beispiel des Essens kann verdeutlicht werden, wie erst das Verbot – in diesem Fall für Brot – ganz besonders Lust und Gier ankurbelt: Bei dieser Studie werden die Teilnehmer*innen in zwei Gruppen geteilt, die alle abnehmen wollen. Dafür wird ein Programm aus Diät und Sport zusammengestellt. Beide Gruppen erhalten bei der Diät kein Brot. Aber nur in Gruppe A wird das Verbot explizit formuliert: Sie dürfen kein Brot essen. Beide Gruppen halten diese Diät ein, beide machen Sport und nehmen gleich viel ab. Doch Gruppe A bekommt nach dem Ende der Diät Heißhunger auf Brot und diese Gruppe nimmt viel schneller wieder zu. Die Lust auf Brot wird durch das Verbot entfacht. Das Verbot provoziert die Phantasie einer Schnitte Brot. Das stellen sie sich detailliert bereits dann vor, wenn das Verbot ausgesprochen wird: Konsistenz, Duft und Geschmack. Kaum bietet sich die erste Gelegenheit für eine Schnitte Brot, ist die Gier und Lust darauf immens. Das Verbot wertet das auf, was wir nicht haben dürfen. Es entsteht ein Verzichtshunger. Die begehrte Karotte baumelt vor unserer Nase, doch wir erreichen sie nie. Wenn es doch eine Karotte wäre! Blöderweise sind es all die gefährlichen und ungesunden Dinge, die vor unserer Nase baumeln. Übergewichtige Menschen wissen, wie schwer es ist, auf die verbotene Verlockung zu verzichten.

Das ist die Crux jeder Diät. Was bedeutet das in Bezug auf Sex? Auch da gelingt es nicht, nicht an etwas zu denken … erinnern Sie sich an das viel zitierte Beispiel des rosa Elefanten. Kaum wird etwas verboten, taucht es auch schon in unserer Phantasie auf – als unerreichbar und dadurch fantastisch aufgeladen. Liebesfilme, Romane, Gedichte, Opern … was ist der Stoff dieser Werke? Tabuisierte Lust, verbotene Liebe – denn all dies fördert Leidenschaft. Romeo und Julia begeistern seit Jahrhunderten Theaterbesucher*innen, Opern wie Tosca oder La Bohème lassen Tränen fließen und so viele Filme ebenso. Nicht gelebte Leidenschaft und unerfüllte Sehnsucht regen Phantasien an und berühren mehr als alltägliche Beziehungspflege. Um also Phantasien und Erotik zu wecken, braucht es ein Verbot. Und für Jakob bedeutet es: Er darf für ein halbes Jahr keinen Geschlechtsverkehr haben, auch wenn er sich inzwischen sehr zu einer anderen Person hingezogen fühlt. Das Verbot spricht die Therapeut*in aus bzw. jetzt diese Lektüre.

Philipp – und die Jungfrau Philipp ist es so ergangen: Er war mit einer muslimischen Frau liiert, die er heftig begehrte. Aber es durfte nie zur Penetration kommen, weil sie als Jungfrau in die Ehe gehen wollte. Philipp hatte das Gefühl einer Dauererektion, wenn er mit ihr beisammen war. Seine Phantasie war erfüllt von vielfältigen und nuancierten Vorstellungen, wie es sein könnte. Das Verbotene und Unerreichbare stimulierte ihn immer, wenn er in ihrer Nähe war … und auch sonst. Er träumte davon, in sie einzudringen und er wünschte es sich mit jeder Faser seines Körpers, wenn er bei ihr war. Nach einiger Zeit hatte Philipp sein Studium beendet und übersiedelte wegen eines Jobangebots ins Ausland. Schweren Herzens trennte er sich von seiner Geliebten. Nachdem diese Beziehung beendet war, verliebte er sich in eine junge sehr aufgeschlossene und erfahrene Frau. Plötzlich verschwindet sein Mut. Die Imaginationen von Lust weichen jenen der Evaluation: In Gedanken vergleicht er sich mit seinem Vorgänger und will die Erwartungen seiner neuen Partnerin restlos erfüllen. Dies übertönt seine eigenen Empfindungen. Seine frontale Kontrolle ist stärker als sein Trieb. Die Karotte baumelt nicht mehr als unerreichbar begehrtes Objekt vor seiner Nase, sondern die Aufforderung: „Iss mich doch endlich!" Und das erinnert an den übervollen Teller, den manche Menschen als Kind aufgetischt bekommen haben mit der Aufforderung: „Du musst alles aufessen." Wie soll das gelingen? Plötzlich schwindet der Appetit und man steht vor einem unüberwindbaren Berg. Kein lustvolles Vernaschen, sondern pflichterfüllendes Aufessen steht am Programm. Da muss schon ein Held her, um diese Aufgaben zu bezwingen!

7.4 Übung: Wann waren Sie eine Heldin oder ein Held?

Richten Sie Ihren Körper auf und strecken Sie den Rücken, lassen Sie die Schultern nach hinten und unten ziehen und blicken Sie aufrecht nach vorne. Das ist die Körperhaltung der „Ganzkörpererektion". Sie passt ja auch für Frauen, nicht wahr?

Und dann: „Erinnern Sie sich daran, wann Sie eine Heldin oder ein Held waren. Irgendein Augenblick einer mutigen Aktivität oder eines beherzten Gedankens taucht sicher auf. Stellen Sie sich eine kleine Heldentat vor, einen Moment, wenn Sie für sich einstehen, sich behaupten und sich wohl fühlen im eigenen Körper und Verstand. Und diese Erinnerung beleben Sie: Wo im Körper spüren Sie, wie mutig Sie sind? Wie genau fühlt sich das an? Und wie breitet sich dieses Gefühl aus von Regionen Ihres Körpers, die jetzt schon heroisch und mutig sind dorthin, wo Sie Mut und Kraft und Überzeugung von sich selbst brauchen können? Jede Faser Ihres Körpers wird erfüllt von Mut und Kraft. Sie dürfen sich erlauben, stolz auf sich selbst zu sein. Die Brust darf sich heben, der Rücken streckt sich und Sie stehen in voller Größe da. So entwickelt sich der Körper aus der defensiven Haltung, entfaltet und streckt sich. Wenn es gelingt, den Brustkorb nach vorne zu recken, nehmen Sie eine Imponierhaltung wie beim Flirten ein. Die Wechselwirkung von physischer und psychischer Verfassung ist deutlich spürbar. Dies betrifft auch die Stimme. Sie braucht nicht durch die vorgehaltene Hand begrenzt werden. Dann kommt sie voll zur Geltung, wird laut und kräftig, wenn Sie aufrecht stehen – der ganze Körper aufgerichtet ist."

Aufrichten mit der Kraft des Atmens erlebt man, wenn die Stimme zum Singen genutzt wird (Abb. 7.2).

> Bitte hören Sie die Podcasts NICHT beim Autofahren oder wenn Sie sehr konzentriert beschäftigt sind. Am besten hören Sie sie zum Entspannen im Bett.

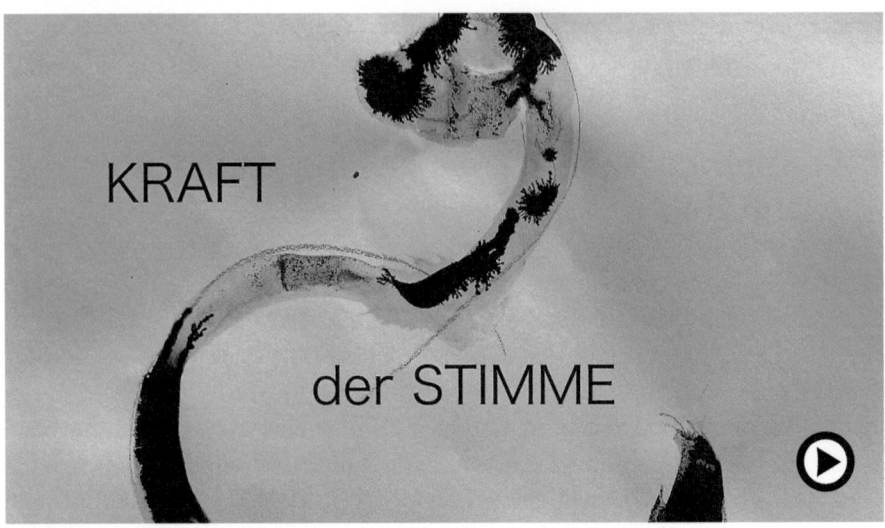

Abb. 7.2 Die Kraft der Stimme (▶ https://doi.org/10.1007/000-23t)

> **Die Kraft der Stimme**
>
> *Das Tönen im Körper hat ein unglaubliches Potenzial. Es durchströmt ihn mit Kraft und Lebensenergie.*
> „Und während Sie es sich bequem machen in Ihrem Sessel oder auf einer Couch … achten Sie einfach auf Ihren Atem … und vielleicht werden Ihre Augen müde … wird der Blick ein bisschen milchig und verschwommen … und die Augenlider schwer … Dann erlauben Sie einfach, sie zu schließen … ganz angenehm … tief und tiefer gehen … während ich Ihnen erzähle … von einem Sänger … und dieser Sänger liebt es, den Raum mit seiner Stimme zu füllen. Er atmet tief in seinem Rhythmus und im Takt der Melodie. Die wellenförmigen Bewegungen des Zwerchfells helfen dabei. Tief aus seinem Brustkorb strömt die Luft von den Lungenflügeln durch den Kehlkopf. Dort formt er die Laute und lässt die Stimme erklingen die dann durch seinen Mund in den Raum strömt und den Raum erfüllt. Und wenn er den Ton anschwellen lassen will, dann atmet er tief hinunter in den Bauch … dann nutzt er all die Kraft und Energie seines Bauchraumes … die Vitalität und Kraft … und die wellenförmigen Bewegungen und die Bewegung der Bauchdecke – das angenehme Auf und Ab der Bewegungen, das Auf und Ab der Erfahrungen … Ihre Dynamik und Kraft bei jedem Atemzug spüren … und manchmal will er einen ganz großen Saal – wie eine Oper – mit seiner Stimme füllen … seine Stimme durch den Raum strömen lassen und den Raum damit erfüllen … und dann stellt er sich vor, seine Stimme kommt aus der Tiefe seines Beckens … da, wo die Energie, wo die Kraft sitzt … Als ob sie dort verborgen sich ganz allmählich ganz allmählich entfaltet mehr und mehr mit den wellenförmigen Bewegungen des Zwerchfells und der Bauchdecke und des Beckens. Als ob wunderschöne Farben die Schallwellen begleiten und das Be-

cken erfüllen. Diese wellenförmigen Bewegungen und die Schwingungen des Beckens erfüllen mit Kraft und Energie und Vitalität … mit jedem Atemzug aus der Tiefe des Beckenbodens den Atem aufnehmen und über die Wirbelsäule wie mit einem angenehmen Kribbeln durch den Körper strömen lassen und dann einfach mit der Schwerkraft gehen, kommen und gehen … lassen … ganz gelassen … Sie sich einfach gehen … und zugleich die Kraft spüren aus der Tiefe des Beckens … und wenn Sie möchten, lassen Sie diese Kraft intensiv werden … und sich ausbreiten in ihrem Körper … wie ein Fluss der Kraft und der Energie, der Sie durchströmt … pulsierend wie das Blut, das den Körper durchströmt … anflutet mehr und mehr … wie Wellen, die immer wieder, immer wieder anfluten und gegen das Ufer strömen … Und in dem guten inneren Vertrauen, dass Sie all diese Kraft jederzeit zur Verfügung haben, wenn Sie sie brauchen, orientieren Sie sich JETZT wieder zurück – in Ihren Raum, auf Ihren Sessel und dehnen sich und strecken sich und stehen auf und machen ein paar Schritte. Und wenn Sie Lust haben, springen Sie durch den Raum und sind wieder ganz in Ihrem Körper – frisch und munter und wieder ganz da!"

8

Orgasmusstörungen

Inhaltsverzeichnis

8.1 Verzögerter oder ausbleibender Orgasmus 95
8.2 Übung: Klopfen 97
8.3 Vorzeitiger Samenerguss 98
8.4 Kitzeln 100
8.5 Sprechen 103
8.6 Hören 106

Ängste, Depressionen und mangelndes Vertrauen können zu Störungen des Orgasmus führen. Auch wenn der Orgasmus nicht das Ziel von Sexualität ist, leiden manchmal Betroffene darunter, nicht zum Höhepunkt zu kommen.

8.1 Verzögerter oder ausbleibender Orgasmus

Vor allem nicht mehr ganz junge Männer berichten gelegentlich über verzögerten Orgasmus. Häufig kommt der Samenerguss dann auch nicht mehr so impulsiv, sondern fühlt sich eher fließend als herausgeschleudert an. Da auch

---

Ergänzende Information Die elektronische Version dieses Kapitels enthält Zusatzmaterial, das berechtigten Benutzern zur Verfügung steht https://doi.org/10.1007/978-3-662-62379-4_8. Die Videos lassen sich mit Hilfe der SN More Media App abspielen, wenn Sie die gekennzeichneten Abbildungen mit der App scannen.

© Der/die Autor(en), exklusiv lizenziert durch Springer-Verlag GmbH, DE, ein Teil von Springer Nature 2021
B. Laimböck, *Guter Sex dank Selbsthypnose*, https://doi.org/10.1007/978-3-662-62379-4_8

Samenblase und Prostata weniger Flüssigkeit produzieren, nimmt die Menge des Ejakulats ab. Manchmal bleibt der Orgasmus trotz Bemühungen der Partnerin oder des Partners überhaupt aus.

Auch Frauen nach der Menopause sind manchmal enttäuscht, dass sie trotz psychischer Erregung und subjektivem Lustgefühl kaum feucht werden. Durch die Veränderung des Niveaus ihrer Sexualhormone ist die Lubrikation verringert und manchmal dauert es länger bis zur Erregtheit und zum Orgasmus. Gynäkolog*innen raten Gleitgel oder Babyöl zu verwenden. Hier ist es wichtig, dies nicht als persönliches Versagen zu erleben, sondern als ganz normale Folge der hormonellen Veränderung. Ebenso ist die Dauer der Stimulation bis zum Höhepunkt variabel.

Eine Klientin berichtet, ihr Freund sagte als sie nach einem für sie sehr schönen Cunnilingus zum Orgasmus gekommen ist: „Mühsam nährt sich das Eichhörnchen." Das hat sie beschämt und seither empfindet sie es als Last, dass es einigen Aufwand bedeutet bis sie zum Höhepunkt kommt. Ein Perspektivenwechsel ist wichtig: Sie darf sich erlauben, sich alle Zeit der Welt zu geben. Sie darf sich erlauben, selektiv zu sein, welcher Mensch diese Zeit und Mühe investieren möchte. Einige Zeit später hat sie ihren neuen Freund gebeten, sie noch ein bisschen länger zu stimulieren und der hat geantwortet: „Nichts lieber als das – es ist das Schönste, was ich mir vorstellen kann." Mit seiner Lust konnte sie den unerfreulichen Kommentar mit dem des Genießens überschreiben.

Mathias: Immer wolltest du – und jetzt? Mathias bekommt zwar eine Erektion, wenn er mit seiner Frau Sex hat, aber es gelingt ihm seit der Zeit des intensiven Kinderwunsches nicht, in seiner Frau zu ejakulieren. Kaum dringt er in sie ein, erschlafft sein Penis. Seine Frau ist darüber bitter enttäuscht und manchmal auch wütend. Denn sie meint, ein kritisches Alter erreicht zu haben und sie will jetzt endlich ein Baby. In keinem einzigen Zyklus will sie die fruchtbaren Tage verpassen. Dies wirft ein Licht auf die aktuelle Beziehungsdynamik. Und ganz klar – der massive Druck der Ehefrau verschlechtert die Prognose für lustvolle Sexualität und die Möglichkeit der Befruchtung.

Es fällt der Frau extrem schwer, das zweimonatige Koitus-Verbot zu akzeptieren. Ähnlich wie bei Frauen mit Vaginismus oder Schmerzen beim Geschlechtsverkehr führt aber kein Weg daran vorbei. Ansonsten schleicht sich das Gefühl ein, nur Mittel zum Zweck zu sein: Würde ein Mann vehement auf Sex drängen, fühlt sich die Frau als Dienerin seiner Befriedigung; drängt die Frau wegen des Kinderwunsches auf Sex, fühlt sich der Mann als Zuchtbulle. Beides turnt nicht an. Im Gegenteil. Mathias hat Schuldgefühle, weil seine Frau schon viel früher heiraten und die Kinderplanung angehen wollte. Sie klagt, dass sie bereits damals warten musste. Nun fordert sie die Zeugung des Kindes ein. Mathias will zwar prinzipiell auch ein Kind. Aber der Druck frustriert ihn. Nachdem es mit der Ejakulation ein paarmal nicht geklappt hat, übermannen ihn Schuldgefühle und Vorwürfe, manchmal auch Tränen seiner Frau. Weit weg scheint die Zeit, als er sie begehrt hat und sich ihr lustvoll genähert hat. Viel zu genau weiß er jetzt, was passieren wird, wenn er nach Hause kommt. Und das macht ihm Angst: Seine Frau liegt einfach im Bett und wartet, dass er sie begattet. Kein Spiel, keine Überraschung – die sexuelle Pflicht überschattet jede Freude. Der Stress ist so groß, dass er lieber länger im Büro bleiben oder mit Freunden auf ein Bier gehen würde.

Da hilft nur, ein paar Schritte zurückgehen, sich beruhigen, auftanken …. Und dann – nach zweimonatiger Karenz (in hartnäckigen Fällen auch sechsmonatiger Karenz) mit Anlauf und Schwung wieder Lust aufwirbeln, Leidenschaft entstehen lassen und die Glut entfachen.

8.2 Übung: Klopfen

Klopfübungen haben sich sehr bewährt, um aus Selbstvorwürfen, Selbstabwertungen und Negativ-Trancen auszusteigen. Hier zeige ich Ihnen ein paar Beispiele, die ich bei Michael Bohne (2010) gelernt habe: Akupunktur-Punkte werden geklopft und dazu stärkende Sätze laut ausgesprochen oder leise gedacht. Die nötigen Utensilien haben Sie immer bei der Hand: Ihre Finger und Ihre Gedanken. Der erste und allerwichtigste Punkt ist der, den die dominanten Affen klopfen, wenn sie sich auf die Brust trommeln. Diese Affen haben es gut: Sie wissen genau: „Ich bin der Beste und Schönste und Stärkste." Dieses Vertrauen in die eigenen Qualitäten wird durch das Trommeln auf die Brust verstärkt. Versuchen Sie es! Und sagen oder denken Sie dazu einen Satz, zum Beispiel diesen: „Auch wenn ich manchmal nicht der tollste Hecht im Bett bin, ich liebe und respektiere mich, wie ich bin." Oder: „Auch wenn ich mir noch immer Vorwürfe mache, dass ich damals keine Erektion (keine Lust) hatte – ich liebe und respektiere mich, wie ich bin." Oder: „Auch wenn meine Brüste (mein Popo) so oder so … sind, ich liebe und respektiere mich, wie ich bin." Manchen Menschen fällt es nicht leicht, diese Sätze zu sagen, weil Selbstakzeptanz und Selbstliebe nicht zu ihren Stärken gehören. Umso wichtiger ist es, diese Sätze auszusprechen – am besten ganz laut! Und fest dazu klopfen!

Konditionieren
Lassen Orgasmus und Ejakulation auf sich warten und sich lange bitten, dann hilft manchmal eine Konditionierung: Der Orgasmus wird an einen anderen Reiz gekoppelt. Ähnlich wie beim Niesen spürt man manchmal schon das Kitzeln in der Nase – und dann kommt es dazu oder eben nicht. Mit Wollen

hat es nichts zu tun bzw. hindert das intensive Wollen auch manchmal. Und dann blickt man ins Licht und niest plötzlich. Es gibt dann also doch einen kleinen zusätzlichen Reiz.

Das kann Musik sein: Bernadette erzählt, wie sie bei einem bestimmten Musikstück – einem Impromptu von Schubert – mit einem neuen Partner zum Orgasmus gekommen ist. Und das erste Mal mit einem Partner den Kontrollverlust des Orgasmus zu erleben ist für sie gar nicht so leicht. Und nun muss sie immer lächeln, wenn sie diese Musik hört. Und manchmal spielt sie genau diese Musik, wenn sie mit ihrem Freund Sex hat. Es sollen also Stimuli, die üblicherweise nicht sexuell erregend wirken, durch Lernen zu sexuell erregenden Reizen werden. Während der Masturbation dienen Fantasien, Musik oder bestimmte Gesten oder Worte als Trigger um zum Höhepunkt zu kommen. Und dann – während des partnerschaftlichen sexuellen Kontakts – werden die sexuell erregenden Reize erinnert und aktiviert. Der Orgasmus selbst dient als positiver Verstärker.

Georg – und seine Trigger Georg, ein junger, erfolgreicher Arzt, ist im Bett sehr zurückhaltend und kontrolliert. Es fällt ihm nicht leicht, sich gehen zu lassen, beispielsweise zu stöhnen und seine Lust zu zeigen. Manchmal ist er frustriert, wenn es so lange dauert bis zum Orgasmus. Seine Freundin ist dann schon erschöpft oder es schmerzt sie, wenn es so lange dauert. Einmal ist es ihm gelungen, aus Überraschung ganz rasch zu kommen: Seine Liebste zwirbelte plötzlich und unerwartet an seinen Brustwarzen. Der kurze zusätzliche Reiz lässt ihn impulsiv zum lang erwarteten Orgasmus kommen. Ein andermal hört er seine Freundin den beglückenden Satz hauchen: „Ich will dich bis zum letzten Tropfen aussaugen." Seither stellt er sich einfach vor, wie sie dies sagt und es triggert seine Lust. All diese Erlebnisse lassen sich im tranceartigen Zustand der Sexualität reanimieren und aktivieren. Mit anderen Worten: Georg kann die erregenden Sätze dann ganz leicht abrufen, wenn er mit seiner Freundin Sex hat, unabhängig davon, ob sie es gerade sagt oder nicht.

8.3 Vorzeitiger Samenerguss

Beim vorzeitigen Samenerguss gibt es im Gegensatz zu den Erektionsstörungen keine Abhängigkeit vom Alter. Das bedeutet, ein davon betroffener Mann leidet darunter mit 20 Jahren genauso wie mit 50. (Erektionsstörungen nehmen hingegen mit dem Alter zu). Eine ärztliche Untersuchung inklusive Kontrolle der Schilddrüsenhormone sollte zum Ausschluss medizinischer Ursachen veranlasst werden. Manche Männer profitieren von Salben, Cremes oder

Sprays, die Lokalanästhetika beinhalten. Diese oder auch die Einnahme von Medikamenten aus der Gruppe der Antidepressiva (Selektive Serotonin-Wiederaufnahmehemmer) werden von Urologen verschrieben und müssen so angewendet werden, wie von den Ärzten empfohlen.

Viele Männer kommen schon vor dem Eindringen (ante portas) oder innerhalb der ersten Minute zur Ejakulation. Und sie sind über ihre mangelhafte Fähigkeit zur Kontrolle des Samenergusses frustriert. Oft stellt dies ein Problem für die Partnerschaft dar. Und manchmal sind die Partnerinnen tatsächlich enttäuscht. Leistungsdruck und Selbstvorwürfe begleiten das Liebesspiel, das dadurch wie bei Erektionsproblemen druck- und stressreich wird.

Beim vorzeitigen Erguss ist es notwendig wie nach einem Sturz beim Schifahren: Aufstehen und weiterfahren. Besonders junge Männer bekommen oft bald nach einem Samenerguss wieder eine Erektion. Diese hält dann meistens länger an und die Zeit bis zur Ejakulation dauert länger. Vergleichbar ist dieser Ablauf mit zwei Durchgängen wie beim Riesenslalom oder zwei Spielhälften beim Tennis oder Fußball. Dies hilft, sich rasch wieder selbst zu verzeihen und nicht zu grübeln, falls der erste Samenerguss besonders rasch da war. Beklagen Sie sich nie über vergossene Milch! Und verzeihen Sie sich, wenn Samen vergossen sind. Es ist großartig, wenn dann die Lust wiederkommt. Und dies ist auch für die Partner*in erfüllender als ein Mann, der sich frustriert und voller Selbstvorwürfe nach der raschen Ejakulation abwendet. Der zweite Durchgang beim Slalom, die zweite Spielhälfte beim Fußball – die sind wichtig! Kein Tennisspieler gibt auf, wenn das erste Match verloren ist. Er macht weiter, konzentriert sich, ermutigt sich selbst, ruht sich kurz aus, die Betreuerin oder der Betreuer klopft ihm auf die Schulter und reicht ihm ein Getränk und dann: Neues Spiel, neues Glück! Im Spiel bleiben und beherzt weitermachen!

Viele Männer bemühen sich krampfhaft, immer wieder mit der Konzentration ganz wo anders hinzugehen. Zum Beispiel versuchen sie, Rechenaufgaben zu lösen. Das bringt meist nicht den gewünschten Erfolg. Denn dann wird durch mangelnde Empfindung in den Geschlechtsorganen der „Point of no return", der Augenblick knapp vor dem Samenerguss erst recht übersehen. Es ist daher schon wichtig, im sinnlichen Erleben zu bleiben, aber trotzdem den Ablauf zu kontrollieren. Um diese Balance zu halten, sind (Selbst-)Hypnose und Konzentrationsübungen sehr hilfreich.

Markus – muss ganz schnell sein Markus ist ein sportlicher, fröhlicher, unternehmungslustiger junger Mann. Als Schüler war er im Vollinternat. Die Nacht verbrachte er mit einigen anderen Burschen im Schlafsaal. Die Duschen hatten keine verschließbaren Türen. Nur auf der Toilette fühlte er sich ungestört. Aber wenn er sie etwas länger besetzte, wurde schon an die Tür getrommelt. Er hatte überhaupt keine Privatsphäre. So hat er sich angewöhnt unter Zeitdruck auf der Toilette zu masturbieren. Jetzt als erwachsener Mann fühlt es sich so an, als würde der Zeitdruck immer noch bestehen: Auch beim Sex mit seiner Partnerin ist er sehr schnell. Meist kommt er „ante portas", also noch vor dem Eindringen. Sein Quickie beschämt ihn so sehr, dass er sich dann gleich bitter enttäuscht von seiner Liebsten abwendet. Das frustriert wiederum sie, weil sie gerade erst in Stimmung gekommen ist. Wenn er aber sofort nach dem Eindringen seinen Penis wieder aus der Vagina zurückzieht um die vorzeitige Ejakulation zu verhindern, erlebt er dies wie eine Vollbremsung. Und er fürchtet, seine Partnerin damit ebenso wie bei einer Vollbremsung im Auto zu erschüttern. In der (Selbst-)Hypnose übt er, mit Bremsvorgängen zu spielen und ganz sanft das Tempo zu reduzieren – wieder sachte Gas geben und sanft abbremsen. Vorerst fühlt es sich zwar an wie eine Fahrt im Stoßverkehr, bei der er eben nicht stoßen darf, sondern ganz sanft anfährt und wieder ganz sachte verlangsamt. Allmählich gelingt es ihm aber, parallel zu dieser Fahrt anregende Gespräche mit seiner Freundin zu führen oder den Fokus weg vom (Geschlechts-)Verkehr und hin zu einem Kuss zu lenken. Indem er sie innig küsst spürt er deutlich seine und ihre Lippen, seine und ihre Zunge und erlaubt sich zu spielen und in seinem Mund heftig jede Bewegung auszukosten. Mit Lippen und Zunge darf er all die fordernden, stimulierenden, wilden Bewegungen machen, auf die er Lust hat. Und dorthin wandert seine Aufmerksamkeit.

8.4 Kitzeln

Der Neurowissenschaftler Jaak Panksepp (1998) hat beobachtet, dass Kitzeln tiefes Bauchlachen auslöst. Dies aktiviert andere Nervenbahnen als Lächeln. Besonders empfindlich ist die Zone vom Nacken und um den Brustkorb herum. Die kitzligen Hautpartien sind mit spezifischen Rezeptoren dicht übersät. Und sie teilen dem Gehirn mit, dass die Stimmung spielerisch und ausgelassen ist. Junge Ratten fühlen sich zu erwachsenen Ratten hingezogen, die sie kitzeln. Auch kleine Kinder reagieren mit heftigem Lachen auf Kitzeln. Meist reicht es schon, wenn ein kecker Finger sich nähert begleitet von Worten wie: „Duzi-duzi-du!" Ein kitzeliges Kind zum Lachen bringen steht in enger Verbindung mit spielerischer Freude. Kitzeln, lachen und spielen drängen zur Geselligkeit und wirken stark auf das Belohnungszentrum. Manche Paare lieben es, einander zu kitzeln, zu necken und mit einander spielerisch zu raufen. Einer meiner Klienten besuchte regelmäßig eine Gruppe für Play fight. Dort kann man mit Gleichgesinnten spielerisch fauchen, kreischen, balgen und raufen. Er hat diesen körperbetonten Zugang zu unbekannten Menschen sehr spannend und lustvoll erlebt. Und dabei erfahren, wie rasch beim Raufen körperliche Distanz überwunden wird. So schnell kommt es zu intensiven körperlichen Berührungen sonst nur beim Sex.

Kitzeln und vorzeitiger Samenerguss
Eine interessante Beobachtung ist die: Männer die unter vorzeitigem Samenerguss leiden, sind sehr häufig besonders kitzlig. Doch es ist unmöglich sich selbst zu kitzeln. Martin Rudersdorf hat in seinem Workshop „S(ex)-und-hopp" demonstriert, dass man die Analogie zwischen Übererregbarkeit beim Kitzeln und beim vorzeitigen Samenerguss nutzen kann: Beim Kitzeln erhöht der Moment der Überraschung die Spannung und man ist noch mehr kitzlig. Das kann der eigene Finger nicht, sondern nur der einer anderen Person. Nähert sich aber ein fremder Finger ganz sachte und kontrolliert und mit ausdrücklicher Zustimmung dem Körper dieses Mannes, dann wird das Kitzeln nicht als so intensiv empfunden. Obwohl es ein fremder Finger ist, der sich nähert und schließlich die Körperoberfläche berührt und sich meist dort auch bewegen darf, werden die Bewegungen kontrolliert. Es ist beinahe so, als würde er selbst den Finger steuern oder als würde sich sein eigener Finger annähern. Meist ist es sogar möglich, den Finger an die kitzlige Körperstelle zu legen, wenn vorher um Erlaubnis gefragt worden ist. Dies bedeutet: Die Kontrolle über das Geschehen hat Einfluss auf die Erregtheit und Reaktionsbereitschaft des Körpers. Häufig können die betroffenen Männer nach einiger Übung bei der Masturbation – indem sie also selbst Hand anlegen – länger durchhalten. Da haben sie ja volle Kontrolle! Das entspricht dem „Selber-kitzeln." Dann übt der Mann bei der Selbstbefriedigung nicht die Hand zu bewegen, sondern manövriert sein Becken wie beim Geschlechtsverkehr. Wenn dies gut gelingt, fühlen sich seine Bewegungen an wie beim Koitus. Der Körper der Partner*in ist ein anderes Medium als die eigene Hand – aber die Bewegungen sind genauso. Wichtig bleibt das Gefühl, den Ablauf selbst zu steuern. Meist gelingt dies leichter, wenn der betroffene Mann oben ist und den Rhythmus und die Tiefe beim Eindringen selbst steuert.

Markus ist musikalisch und für ihn ist die Analogie seines Geschlechtsverkehrs mit einer Sonate inspirierend: „Zuerst kommt die Exposition, dann folgt die Durchführung, dann kommt die Reprise, da wiederholen Sie nochmals eine schöne Passage und schließlich kommt die Coda." Im nächsten Podcast (Abb. 8.1) bzw. Text können Sie erleben, wie Sie die Zeit bis zum Samenerguss genießen – wie jeden einzelnen Satz einer Symphonie – und sich Ton für Ton Zeit geben.

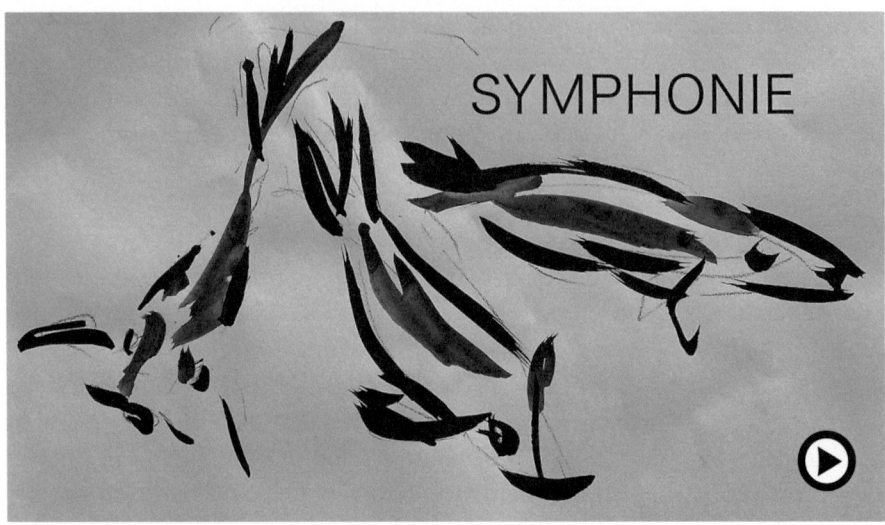

Abb. 8.1 Das Liebesspiel als Symphonie (▶ https://doi.org/10.1007/000-23w)

> Bitte hören Sie die Podcasts NICHT beim Autofahren oder wenn Sie sehr konzentriert beschäftigt sind. Am besten hören Sie sie zum Entspannen im Bett.

Das Liebesspiel als Symphonie gedacht

Was wir von der Musik vom Auftakt bis zum Schlussakkord lernen können

Erlauben Sie sich nun, die Augenlider schwer werden lassen … sich entspannen … die Augen schließen und zur Ruhe finden, zu sich selbst finden, die Zeit für sich nutzen … die Zeit genießen … und sich vielleicht erinnern … während sich der Körper entspannt und der bewusste Verstand sich vielleicht fragt, was das alles soll … der unbewusste Verstand Sie einfach tief und tiefer gleiten lässt … und ich zähle jetzt von eins bis zehn … und Sie gehen mit jeder Ziffer tief und tiefer … Als würden Sie eine Treppe hinuntersteigen Schritt für Schritt zehn Schritte hinab steigen sie über einen angenehmen Teppich tief und tiefer: 1 denn eins kommt selten allein … 2 … weil alles zwei Seiten hat und Sie die Seiten des Buchs umblättern und die Saite der Violine lustvoll streichen 3 denn aller guten Dinge sind drei. 4 … wie die vier Jahreszeiten … Quattro stagioni 5 die fünf Finger an jeder Hand und 6 Sex … eine Zahl, die man umdrehen kann … damit spielen – es ganz anders machen und mehr verrate ich nicht 7 wie die sieben Zwerge, die alle etwas Besonderes können 8 heute Nacht … 9 Alle Neun erwischen … Damit spielen und 10 zehn Zehen und zehn Finger zählen bis zehn … sodass Sie tief entspannt sind. Und stellen Sie sich ein auf eine galante Symphonie mit dem Kopfsatz, wo Sie sich alles erstmals im Kopf vorstellten … oder auf den Kopf gestellt … spielen … mit Musik spielen und die Töne genie-

> ßen, die Sie entlocken ... beim Andante sich schrittweise nähern ... Dann tanzen beim Menuett. Vielleicht fällt Ihnen ein lustiger Witz ein, ein Sprachspiel beim Scherzo ... haha ... erinnern Sie sich an eine lustige Begebenheit ... wie ein inneres Lächeln ... weil es einfach schön ist und leicht ... und irgendwann wiederholen Sie das Thema ... Eine Stimme deutet es an, eine wiederholt es und verändert es ein bisschen, spielt damit ... Die Streicher streicheln zart wie ein sanftes Klingen ... die Oboe zieht einen Ton ganz lang, der Lufthauch wird zum Ton, schwillt an ... das Klavier ... wie die Tasten bewegt werden, manche zart drücken, manche wild anschlagen ... Manchmal ertönt ein Cello sanft im Hintergrund und der Ton kommt von ganz tief, ganz aus der Tiefe ... genießen, wie sich der Ton ausbreitet und den Ton lang halten ... Sie haben alle Zeit der Welt, den Ton halten ... ganz langen Atem ... während Sie ruhig weiter atmen ... ganz angenehm und ruhig atmen, tief ausatmen ... ausreichend Luft haben mit dem langen Ausatmen den Ton halten ... So, wie Sie es genießen, eine Flasche Sekt lange schütteln ... die feinen Bläschen beobachten, wie sie aufsteigen ... das Prickeln genießen und den Bläschen alle Zeit geben, aufzusteigen ... und wenn Sie Lust haben, schütteln Sie die Flasche... sachte oder ruhig ... und dann etwas wilder ... den Korken sich ganz langsam und ganz allmählich lösen lassen ... Und dann erst, wenn es gut ist für Sie, dann erst, wenn Sie das möchten, stürzen Sie sich Hals über Kopf ins furiose Finale. Dann hauen Sie auf die Pauke, lassen klingen und vibrieren und erzittern und beben ... den Sektkorken mit einem lauten Krachen wegspringen ... überschäumen ... und die Freude, wenn der Sekt schäumt und prickelt und überquillt in jede Richtung und sie erleichtert auflachen oder ein ganz klein wenig lächeln innerlich. Und jedes Mal, wenn Sie eindringen, ertönt die Musik, tauchen Sie in den Klang der Musik ein und lassen sich innerlich begleiten ... Erlauben sich, jeden Ton zu genießen ... Spüren, wie sicher die Flasche Sekt in Ihrer Hand ruht und Sie es sind, der steuert, wie sie sich bewegt, dieses sichere Gefühl in Ihrer Hand, das Sie kennen breitet sich so angenehm aus in Ihrem Körper und kommt überall dahin, wo Sie es brauchen ... ganz von selbst ... begleitet Sie bei jeder Bewegung und lässt Sie jede Bewegung auskosten ... mit der tiefen inneren Sicherheit: Sie haben es in der Hand. Und mit dieser tiefen inneren Sicherheit orientieren Sie sich JETZT wieder zurück und sind frisch und entspannt und kraftvoll und ruhig und munter. JETZT!

Nicht nur beim vorzeitigem Samenerguss steigert es die Erotik und entfacht Lust indem man spricht und zuhört – Worte aussendet und einlässt. Verbalerotik hilft, sich zuerst in der Vorstellungswelt und dann allmählich auch körperlich berühren zu lassen.

8.5 Sprechen

„Es ist schon alles gesagt, nur noch nicht von allen" (Karl Valentin zugeschrieben).

Viele Menschen lieben guten Wein. Vielleicht haben Sie auch schon beobachtet oder sogar selbst mitgemacht, wenn Wein verkostet wird. In dieser

Zeit erhält der Wein alle Aufmerksamkeit: Die Farbe wird bewundert und beschrieben: Ist sie brillant? Grünlich oder strohgelb? Oder vielleicht sogar goldgelb? Oder aber der Rotwein schimmert in Nuancen von blassrosa bis violett oder mit einem Stich ins bräunliche. Die Tränen und Schlieren werden beobachtet und der Schimmer, wenn Licht darauf fällt, der Duft, den er beim Schwenken freisetzt – fruchtige Noten, Gewürze, Blüten und dann wird noch einmal kräftig geschwenkt und der Duft langsam eingesogen, die Temperatur wahrgenommen – und dann erst der erste Schluck: Ein großer Schluck – auf der Zunge entfalten sich Süße und Säure und viele Aromen. Wie lange bleibt der Geschmack im Mund? Welches Volumen nimmt er ein? Und wie intensiv ist der Abgang? Zu welcher Speise würde er gut passen? Welche Geschmacksnuancen würden einander ideal ergänzen? Wird der Schluck Wein überhaupt hinuntergeschluckt?

Ich kenne Menschen, die diesem Vergnügen viele Abende widmen. Ihr Geschmack wird immer ausgebildeter und feinsinniger. Ja – und wie können wir das für unser Liebesleben nutzen? Wie können wir unserer Partnerin oder unserem Partner all diese Aufmerksamkeit schenken? Warum erhält ein Glas Wein mehr an positiver Überflutung als die geliebte Person? In alten Liebesgedichten entdeckt man die Beschreibung der Farbe des Teints der Geliebten, ihres Dufts, ihrer Bewegungen, ihrer Stimme, ihres Blicks, ihres Lächelns …. Das reicht an die Beschreibungen während der Weinseminare heran. Aber im Alltag widmen wir den erotischen Wahrnehmungen oft weniger Zeit und Hingabe als den kulinarischen Genüssen. Schade! Denn die Lust steigt schon beim Beschreiben des Weins. Uns rinnt bereits das Wasser im Mund zusammen, wenn wir den Wein ausgiebig bewundern – eben noch vor dem ersten Schluck. Warum ist das so? Wir erleben Sprache verkörpert. Das bedeutet, auch das, was wir nur verbal beschreiben aktiviert die Spiegelneuronen der Empfänger*in. Wir können uns also die Farbe und den Duft und den Geschmack vorstellen. Besonders spannend ist dies bei dynamischen Vorgängen und Bewegungen. Denn diese Neuronen werden vor allem durch Verben angeregt. Das „Tun" wird im motorischen Bereich des Gehirns abgebildet und intensiv erlebt. Dies aktiviert die Vorstellung, selbst die handelnde Person zu sein und all das am eigenen Leib zu spüren. Indem wir Handlungen beschreiben, die wir gerne mit der oder dem Geliebten anstellen würden, werden wir erregt. Es ist nicht notwendig, während der (Selbst-)Hypnose sich oder andere zu berühren. Indem diese Berührung beschrieben wird, fühlt es sich durch die Aktivität der Spiegelneuronen so an, als sei die Berührung real. Und dabei ist es besonders hilfreich, Verben zu nutzen. Ein Gedicht von August Stramm (1915/2013) besteht aus ganz vielen Verben. Dies erzeugt eine starke Wirkung auf die dynamische Vorstellungskraft:

Spiel

Deine Finger perlen Und
Kollern Stoßen Necken Schmeicheln
Quälen Sinnen Schläfern Beben
Wogen um mich.
Die Kette reißt!
Dein Körper wächst empor!
Durch Lampenschimmer sinken deine Augen
Und schlürfen mich Und
Schlürfen schlürfen
Dämmern
Brausen!
Die Wände tauchen!
Raum!
Nur
Du!

Mit diesem Gedicht lädt Stramm unsere Fantasie zum Spielen ein um in uns Vorstellungen zu wecken und die Bewegungen und Dynamik der Worte spüren zu lassen. Und das erzeugt eine aktivierte, erregte Stimmung.

Auch bei geschlossenen Augen nehmen wir wahr, welche Bewegungen jemand während des Sprechens macht, zum Beispiel ob seine Hände wild durch die Luft fuchteln oder sanft streicheln. Offenbar werden die Atemmuskeln unterschiedlich bewegt und dies manifestiert sich beim Sprechen. Deshalb ahnen wir sogar beim Telefonieren, wie unsere Gesprächspartner*innen die Hände bewegen. Erinnern Sie sich daran, wenn Sie mit der geliebten Person telefonieren und lassen Sie Ihre Hände sanft die Luft streicheln!

Andreas und seine long-distance-Appetizer: Andreas ist glücklich mit seiner Frau. Beruflich hat es ihn in ein anderes Land verschlagen und er sieht seine Frau nur jedes zweite Wochenende. Doch beide telefonieren häufig miteinander und sie wecken gegenseitig Appetit. Dann kommt er am Freitagabend zu ihr und nach all den lustvollen Bildern über das Wiedersehen ist die Fahrt zu ihr schon ein Vorspiel. Sie erzählt ihm am Telefon, was sie anzieht und wie er sie auszieht. Und er liebt es zu hören, wie ihr Körper seinen erwartet. Wie zwei Personen, die den besten Wein der Welt beschreiben, erzählen sie einander jedes Detail … wie der Hals sich auf einen hingehauchten Kuss freut und der Mund auf einen leidenschaftlichen, was die Ohren gerne hören an verspielten Worten und wie der Atem sich anfühlt dicht am Ohr, was die Hände gerne spüren, wie die Fingerkuppen über die Schlüsselbeine wandern bis zum Brustbein, wie sich die Zunge die Wirbelsäule entlang bewegt. Welche Süße oder Salz sie aufnimmt, wie sich der Duft ausbreitet und was die Augen für Überraschungen erleben. Die Sehnsucht ist in den Stimmen und Bewegungen sogar beim Telefonieren spürbar. Als er dann endlich zu ihr kommt, stürmen beide aufeinander zu.

8.6 Hören

Das Gehör ist bereits bei unserer Geburt gut ausgebildet und wir sind schon als Babys hellhörig und reagieren stark auf Geräusche und Stimmen. Die Stimme der Mutter kennen wir ja bereits aus der Zeit im Mutterleib. Musik, die ein Neugeborenes bereits vor der Geburt gehört hat, beruhigt es. Und wir sind „ganz Ohr", wenn wir uns mit unserer Aufmerksamkeit – nicht nur der akustischen – vollkommen einem Menschen oder einer Aufgabe widmen.

J.D.Salinger beschreibt in seinem Kultbuch der 1970er-Jahre „Der Fänger im Roggen" (S. 53), wie der Rivale seines Helden auf die jungen Mädchen einredet mit seiner ernsthaften und überzeugenden Stimme und sie so verführt: *„What a technique that guy had. What he'd do was, he'd start snowing his date in this very quiet, sincere voice – like as if he wasn't only a very handsome guy, but a nice sincere guy, too. […] His date kept saying, „No – please. Please, don't. Please." But old Stradlater kept snowing her in his Abraham Lincoln, sincere voice, and finally there'd be this terrific silence in the back of the car."* Salinger beschreibt dramatisch, wie die Stimme seines Rivalen klingt – diese sehr ruhige, ernste Stimme – restlos überzeugend. Und eindringlich und überwältigend bannt Stradlater seine Dates am Rücksitz des Autos und macht sie hilflos. Nicht nur ein Blick kann wehrlos machen wie der Blick der Schlange auf das Kaninchen, sondern auch die unausweichliche Kraft der Worte. Weniger zwingend, dafür umso mehr prickelnd kann uns die Stimme einer be-„stimm"-ten Person erfassen und Gänsehaut erzeugen. Einer meiner Klienten mit einer Sprechausbildung hat mir von der raumfüllenden „ubiquitären" Stimme erzählt. Auch jemand, der hinter seinem Rücken steht, muss ihn gut verstehen, weil seine Stimme den ganzen Raum erfüllt als ob sie sich auch von hinten nach vorne ausbreitet. Körperlich kann man die erotische Qualität dieser Stimme als umfassend und ergreifend spüren.

Nicht nur der Inhalt der Worte ist wichtig, sondern auch die vielfältigen Ausdrucksmöglichkeiten durch Tempo und Tonhöhe der Stimme. Oft überrascht es, wenn man eine Person nur stimmlich kennt und sie dann das erste

Mal sieht. Die Stimme löst Phantasien aus. Dabei konstruieren wir imaginativ nicht nur das Äußere einer Person, sondern auch Eigenschaften und Persönlichkeit allein durch den Klang der Stimme.

Anna – und der unbekannt Vertraute Die junge Studentin Anna erzählte mir von einer Reise nach Belize. Krank lag sie im Bett einer kleinen Holzhütte, einsam und fern von allen vertrauten Menschen. Und noch dazu zwang sie die Krankheit, den ganzen Tag im Bett zu liegen in der kleinen, schlichten Holzhütte. Deren Wände waren so dünn, dass sie die Geräusche aus der Hütte nebenan ganz deutlich hören konnte. Und da hört sie die Stimme zweier Männer, offenbar gemeinsam reisender Freunde, die in der Hütte nebenan wohnen. Sie erkennt, dass sie spanisch sprechen. Einer der beiden hat ein angenehmes Timbre, ruhig und bedächtig und manchmal fröhlich. Obwohl sie den Inhalt nicht versteht, so wirken seine Gespräche mit dem Freund gelassen und zugleich überlegt. Krank und allein auf einer Insel fern der Heimat ist diese Stimme so angenehm und beruhigend. Sie freut sich jeden Tag, wenn sie hört, dass die Beiden wieder ins Zimmer kommen und sich so beruhigend unterhalten. Nach ein paar Tagen hat sich Anna einigermaßen erholt und verlässt erstmals das Zimmer. Nachdem sie sich etwas zu essen und trinken organisiert hat, erkundet sie die Insel. Und plötzlich hört sie die vertraute Stimme hinter sich. Sie wagt es kaum sich umzudrehen. Und dann doch – sie dreht sich um und sieht ihn und er sieht anders aus und auch wieder nicht.

ZUSAMMENFASSUNG: Wie können wir sexuelle Lust fördern? Wir regen einander an zu spielen, kitzeln, zärtlich sein, genießen, hören und sprechen, flirten, necken, zum Lachen bringen und selbst lachen!

Bevor wir uns dem Hören von Musik zuwenden, kommt noch ein Sprung zur Seite: Wir flirten.

9

Flirten

Flirten ist nicht nur entwicklungsgeschichtlich alt, es ist auch in unserem individuellen Leben bereits in der frühen Kindheit entstanden. Das allererste Spiel – das Lächelspiel – stärkt Bindung und wechselseitige Freude zwischen Kindern und Erwachsenen. Voller Vergnügen lachen beide. Die erwachsene Person bedeckt das Gesicht mit den Händen, lugt zwischen den Fingern durch und öffnet die Hände – das Gesicht ist sichtbar und wieder und wieder strahlt das Kind begeistert. „Peek-a-boo" oder „Guck-guck" wird weltweit gespielt. Bereits Kinder im Alter von sechs Monaten lieben dieses Spiel. Bis zu eineinhalb Jahren ist die Objektpermanenz noch nicht ausgebildet. Das bedeutet, das versteckte Gesicht hört auf zu existieren, wenn es nicht sichtbar ist. Später halten sich kleine Kinder auch selbst die Augen zu, um sich scheinbar unsichtbar zu machen. Die große Verlustangst wird spielerisch und lustvoll umgewandelt. Verstecken und sich zeigen, suchen und finden sind unsere ersten Spiele. Ihre Lust erhalten sie durch wechselseitige Freude und Neugier. Wir entdecken beglückt, dass die oder der wichtige Andere hier ist und ebenfalls das Spiel genießt. Dies ist ein frühes Flirten. Auch flirtende Erwachsene blicken einander in die Augen, probieren wie lange sie dem Blick standhalten, lächeln, wenden den Blick ab, um kurz danach wieder von unten scheu zurück zu blicken. Flirten hat viel mit Suchen und Finden zu tun, es ist ein Versteckspiel. Wechselseitig verbirgt und offenbart man sich um einander zu überraschen. Flirten ist wie ein Tanz. Beide gehen in Resonanz und schwingen sich ein, bewegen sich aufeinander zu und voneinander weg. Der gemeinsame Tanz oszilliert zwischen Schüchternheit und Mut, zwischen Scham und

Draufgängertum und sucht das Gegenüber. Viel wird angedeutet, wenig explizit ausgedrückt. Und wenn die Partnerin oder der Partner antwortet – ganz diskret, vieldeutig und scheu – kurbelt dies die Phantasie an. Und gleichzeitig schützt der Flirt davor, zu viel zu offenbaren. Denn wir zeigen nur ein klein Wenig und verbergen es wieder. Dies lockt die Phantasie … was wäre wenn? … Und schon tauchen Tagträume auf und wir imaginieren das Angedeutete, stellen das Unfertige imaginativ fertig.

Online flirten
Viele Menschen erleichtert es, sich zuerst mit Worten und verbalem Flirten einer fremden Person anzunähern. Dann zählt nicht in erster Linie die physische Attraktivität, sondern Charme und Verführung mit Humor und Eloquenz. So muss der online-Flirtende nicht in die Schablone von Schönheit passen. Und die Schönen fühlen sich vielleicht nicht bloß aufgrund ihrer körperlichen Anziehungskraft begehrt, wenn sie sich physisch noch nicht zeigen. Eine junge Frau hat mir anvertraut: „Ich möchte, dass meine nackte Seele geliebt wird und nicht mein nackter Körper."

Besonders gut mit Worten flirten konnte Cyrano de Bergerac. Er hat sich wegen seiner großen Nase geschämt und versteckt. Und war zugleich Ghostwriter zahlreicher Liebesbriefe und Liebesgedichte an die wunderschöne Roxane. Die Tragik seiner unerfüllten Liebe berührt wohl auch deshalb, weil Roxane sich ja in das schöne „Innere" des Briefschreibers verliebt hat – also in Cyrano – und nicht nur in die schöne Hülle – ihres Gatten Neuvilette. Und hier trifft der Roman von Rostand (1897/2012) eine ganz häufige Sehnsucht: Nicht nur unsere Fassade möge liebenswert sein, sondern die ganze Person – egal ob sie wunderwunderschön oder alt, faltig und äußerlich unansehnlich ist. Cyrano und so manchem E-Mail- oder Briefe Schreibendem gelingt es, mit Worten zu begeistern. Mit leichtem humorvollen Plaudern wollen wir nicht informieren, sondern Nähe herstellen. Über einen Scherz im selben Augenblick lachen, befreit und vereint die Belustigten wie ein soziales Bindemittel. Ein geistreiches Wortgeplänkel kann so erotisch sein wie das Vorspiel beim Sex.

Flirten kann aber auch gefährlich sein, wenn es nicht nur um ein Spiel von Necken und Ahnung geht, sondern auch um Eifersucht, Chaos und Verderben. Dabei geht es um alles – um Liebe und Tod. Sigmund Freud (1948/1991, S. 343) beschrieb den Gegensatz des amerikanischen Flirts, bei dem nichts passieren darf, zum europäischen mit allen potentiellen Konsequenzen. Ohne diese Gefahren und ohne Wagnis würde aber das Leben verarmen, denn dann wäre es *„wie ein amerikanischer Flirt, bei dem es von vornherein feststeht, daß nichts vorfallen darf, im Gegensatz zu einer kontinentalen Liebesbeziehung, bei* *welcher beide Partner stets ernsten Konsequenzen eingedenk bleiben müssen"*. Von ernsten Konsequenzen erzählt sein Zeitgenosse Arthur Schnitzler, in dessen Literatur Beziehungsthemen im Vordergrund stehen. Nicht selten enden Liebeleien durch ein tödliches Duell oder unerwünschte Schwangerschaft mit Suizid. Liebe erzählt vom Absturz, von Lust und Schmerz, Trennung, Tod und Trauer. So vielseitig und hoch ambivalent ist Flirten: tödlich, ernst, gefährlich, tragisch, mehrdeutig, spielerisch, faszinierend, spannend, lustvoll, belebend. Ein Teil von uns sehnt sich danach, ein Teil lehnt es ab, ein Teil verachtet es, ein Teil gerät in Panik. Und viele Menschen vermeiden diesen Stress und widmen sich sexuell lieber sich selbst und masturbieren.

10

Masturbieren

Don't knock masturbation. It's sex with someone you love. Woody Allen (Aus dem Film: Der Stadtneurotiker)

Schon Kinder stimulieren sich selbst und erforschen den eigenen Körper. Manche schämen sich und wurden vielleicht dafür kritisiert. Dadurch behält Sexualität etwas Gefährliches und Geheimnisvolles. Dann hört so manches Kind auf, sich selbst zu stimulieren und erfährt nicht, wie es sich anfühlt. Allmählich erleben sie dann als Erwachsene wie es ist zu masturbieren. So lernen sie ihren Körper kennen und genießen erste sexuelle Erlebnisse autonom. Auf ihren ersten Orgasmus angesprochen erzählen die meisten Menschen, dass sie ihn alleine erlebt haben. Indem wir den Körper entdecken, erforschen wir auch Bereiche, deren Berührungen besonders lustvoll sind. Die meisten Menschen masturbieren auch während sie in einer sexuellen Beziehung sind. Hier ist die Beobachtung wichtig: Männer masturbieren kompensatorisch. Das bedeutet, häufiges Masturbieren mindert die Lust auf reale Partner*innen. Frauen tendieren dazu, komplementär zu masturbieren. Oft löst erotisches Erleben viele Phantasien aus und zusätzlich zu diesem befriedigt sich die Frau selbst, weil sie insgesamt in einer lustvollen Stimmung ist. Dadurch erlangt sie ein größeres sexuelles Repertoire und ist leichter erregbar. Oft kommt sie durch Selbstbefriedigung sehr leicht und rasch zum Orgasmus. Die wenigsten Frauen empfinden Scham und Schuld dafür. Im Gegenteil: Masturbation ist eine positive Komponente weiblicher Sexualität und fördert den eigenen sexuellen Genuss. Sie kann parallel zu befriedigenden Beziehungen gelebt werden und hat meist nichts mit der aktuellen Liebesbeziehung zu tun, sondern dient der Entspannung und dem Stressabbau. Manche Menschen sind enttäuscht, wenn sie mitbekommen, dass die geliebte Person masturbiert und fürchten, nicht genug zu sein. Das ist vollkommen unbegründet.

Por-No oder Por-Yes?

> *Ein Weib ist manchmal ein ganz brauchbares Surrogat für die Selbstbefriedigung. Freilich gehört ein Übermaß von Phantasie dazu.* – (Karl Kraus, Aphorismen und Gedichte, Auswahl 1903-33, Berlin 1984)

Intensiver Konsum von Pornographie lässt gegenüber sexuellen Reizen abstumpfen. Denn die Vielfalt „ob blond, ob braun – ich liebe alle Frau'n" (wie Robert Stolz komponiert hat), führt zur kognitiven Überforderung. Und sättigt. Virtuelle Vielfalt reduziert die Lust auf Vertrautes. Die eigenen Partner*innen können nie so variantenreich sein wie die Darsteller*innen in diversen Pornos. Es bleibt ein ewiges Suchen. Daher hindert Pornographiekonsum Männer dabei, sexuell spannende partnerschaftliche Herausforderungen zu erleben. Frauen können Pornos als zusätzliche Stimulation nutzen und ihren Appetit durch die frivole Stimmung anregen.

TIPP: Männer sollten den Pornokonsum reduzieren, denn nach der Selbstbefriedigung sind sie satt und haben einige Zeit keine Lust. Es muss ja kein kalter Entzug sein, sondern kann über mehrere Etappen führen: zuerst verzichten sie auf Filme, dann auf stehende Bilder und schließlich ganz darauf. Dann entstehen die erregenden Phantasien in ihnen selbst.

Und nun – nach diesem pornographischen Seitensprung – zur lustbringenden Musik!

11

Musik – Erzittern

Inhaltsverzeichnis
11.1 Ich liebe dich... 120
11.2 Übung: Positiv überfluten... 121

Wenn Musik die Nahrung der Liebe ist, spielt weiter; gebt mir im Übermaß davon, …

Die Nahrung der Liebe ist Musik – schon Shakespeare will im Übermaß davon. Musik setzt intensive Affekte frei. Auch bei Menschen, die sich selbst als unmusikalisch bewerten, löst Musik starke Emotionen aus: Freude, Glück, Entspannung, Traurigkeit, Verträumtheit. Angst, … und eben auch erotische Gefühle.

Ich erinnere mich, als mein Sohn zum ersten Mal Schuberts „Der Tod und das Mädchen" gehört hat. Wir saßen im Auto und ich wollte dieses Stück hören. Damit die Kinder die Musik nicht übertönen, habe ich ihnen erzählt, dass es in diesem Stück um eine junge Frau geht, die mit dem Tod ringt. Nach kurzer Einleitung hat mein Sohn sehr aufgeregt seine inneren Szenen zum Klang der Musik geschildert: „Jetzt hat sie Angst, jetzt schläft sie erschöpft ein, jetzt läuft sie über eine Wiese, und jetzt erscheint ihr der Tod im Traum."

Ergänzende Information Die elektronische Version dieses Kapitels enthält Zusatzmaterial, das berechtigten Benutzern zur Verfügung steht https://doi.org/10.1007/978-3-662-62379-4_11. Die Videos lassen sich mit Hilfe der SN More Media App abspielen, wenn Sie die gekennzeichneten Abbildungen mit der App scannen.

Ich war fasziniert, wie ein Kleinkind angeregt durch eigene Imagination die Veränderungen des Ausdrucks, das Spiel von Dur und Moll, von Tempo und Lautstärke so deutlich imaginiert und wie tief Zuhören und Tagträumen miteinander verknüpft sind.

Wie eine erotische Berührung spielt Musik mit unserer Erwartung. Steigt oder fällt die Melodie so, wie wir das ahnen, wird das Belohnungszentrum aktiviert. Manche Menschen fühlen sich mit Glück erfüllt, wenn sie Musik hören, manche haben mehr Kraft und Ausdauer beim Sport und andere genießen Zärtlichkeiten intensiver mit musikalischer Untermalung. Viele Filme nutzen die Dramatik von Musik – sei es die Spannung eines Thrillers oder die Leidenschaft einer Liebesszene – Musik intensiviert das Erleben. Wieso? Musik wirkt direkt auf unsere Emotionen. Fröhliche Musik verringert die Ausschüttung des Stresshormons Cortisol, beruhigt und lindert Angst. Ohne es bewusst anzustreben, synchronisieren Menschen, die gemeinsam Musik hören oder gemeinsam musizieren oder tanzen, Atem- und Herzfrequenz und bestimmte Muster der Gehirnwellen. Und wir baden dabei in Endorphinen, in Glücksbotenstoffen. Die Dopaminausschüttung im Gehirn wird angekurbelt. Kurz gesagt: Musik und Tanzen machen glücklich.

Bei vielen Menschen weckt ein bestimmtes Lied oder eine Melodie romantische Erinnerungen. Vielleicht gab es ein gemeinsames Konzert oder einen Opernbesuch mit der oder dem Liebsten. Oder beim bunten Abend am Schulschikurs wurde nach den wilden Nummern langsame Musik gespielt – „Angie" von den Rolling Stones – und dazu wurde eng getanzt. Die eigene Wange berührt die Wange der oder des anderen, man spürt die Arme, die wiegenden Schritte, riecht den Duft ….

Eine Frau hatte als Kind eine interessante Erfahrung bei dem Lied „Je t'aime, moi non plus" von Jane Birkin und Serge Gainsbourg erlebt. In den 1970er-Jahren war es unüblich, dass eine Frau ihre Lust und ihr Stöhnen so offen sichtbar oder hörbar macht. Genau das tat Jane Birkin in diesem Lied, das angeblich während des Geschlechtsverkehrs aufgenommen wurde. Und dieses Lied war damals berühmt und berüchtigt. Aus dem Grund hat ihre Mutter jedes Mal, wenn es im Radio gespielt wurde, das Radio abgeschaltet. Als Kind hörte sie daher immer nur das Intro … ein paar Töne … ohne zu wissen, wie es weitergeht. Anstatt sie davon fernzuhalten, hat das Intro allerdings ihre Phantasie nur noch mehr angeregt. Und sie erinnert sich, wie überwältigend es war, als sie erstmals heimlich die ganze Nummer hören konnte. Ähnlich verhielt es sich bei Filmszenen: Kaum wurde geküsst, hat die Mutter den Sender gewechselt. So gut die Absicht war, so sehr hat es aber gerade deswegen die Phantasie enorm angeregt. Verbotenes, Angedeutetes und Geheimnisvolles stimulieren unser Gehirn ganz besonders intensiv. Denn daraus entwickelt sich ein Spiel aus Erwartungen und Antizipation. Und das löst das Gefühl der Gänsehaut aus, das ästhetische Erschaudern – Frisson.

Frisson – Erzittern
Wie kommt es zu dieser tiefen Berührung durch Stimme und Musik? Vielleicht hat es damit zu tun, dass Geräusche bereits vom Ungeborenen im Mutterleib wahrgenommen werden. Besonders der Klang der Stimme der Mutter ist schon vor der Geburt vertraut. Sprachlicher Ausdruck und Färbung des Klangs der Worte begleiten uns also schon seit Anbeginn. Vielleicht erleben deshalb viele Menschen bei besonders intensiv empfundenen Klängen eine Resonanz im ganzen Körper. Erstaunlicherweise entsteht ein ästhetischer Schauer weniger dann, wenn wir uns vollkommen entspannen, sondern dann, wenn wir fokussiert sind. Erst wenn wir bei der Musik den nächsten Ton oder die nächste Passage ahnen, wenn wir geistig und körperlich involviert sind, erleben wir dieses Erzittern. Dieser ästhetische Schauer erregt besonders experimentierfreudige Menschen. Diese Menschen haben meist auch eine lebhafte Vorstellungskraft, sind offen für Neues und begeistern sich leicht. Sie genießen Schönheit in Kunst und Natur und menschliche Schönheit in allen Facetten intensiv. Wichtig ist also die mentale Vorhersage, die Antizipation, der in der Phantasie vorweggenommene nächste Schritt auf den die Überraschung folgt. Frisson ist also kein passives Schauern, sondern eine Kombination von angeregtem Erleben und entspanntem Tagträumen. Und das geschieht auch während der Trance! Die Fähigkeit zur Imagination wird beim Zuhören zu einem Ganzen komponiert. Es geht also auch darum, sich intellektuell auf das Erleben einzulassen. Häufig löst Musik ein lustvolles Erschaudern aus. Aber auch eine Filmszene, ein Bild, Naturschauspiel etc. können dies bewirken. Und eine Berührung oder der Blick einer bestimmten Person. Eine Frau hat mir erzählt, ein Bekannter habe ihr in den Mantel geholfen. Seine Hände lagen dann einen Augenblick auf ihren Schultern – nur Sekunden länger, als nötig um den Mantel zu platzieren – und sie erzitterte. Eine vertraute Geste mit minimaler Veränderung überrascht – wie die Veränderung in der Musik beim vertrauten Thema. Unsere Erwartung wird gelockt, die Vorfreude und die Überraschung machen hochgradig aufmerksam. Manche Hypnosetherapeut*innen nutzen diesen Effekt, indem sie Wortspiele und unübliche Wendungen, manchmal auch Unsinniges und Widersprüchliches in ihre Narrative einbauen. Es ist ein Spiel mit Antizipation und Überraschung. Erotisches Erzittern wird besonders dann wahrgenommen, wenn wir Kontakt und Berührung durch die andere Person bereits ahnen, die gewohnte Choreographie dann aber verändert wird. Dieser ästhetische Frisson fließt als Wellen der Lust über die Haut, meist vom Nacken die Wirbelsäule entlang. Manche Forscher

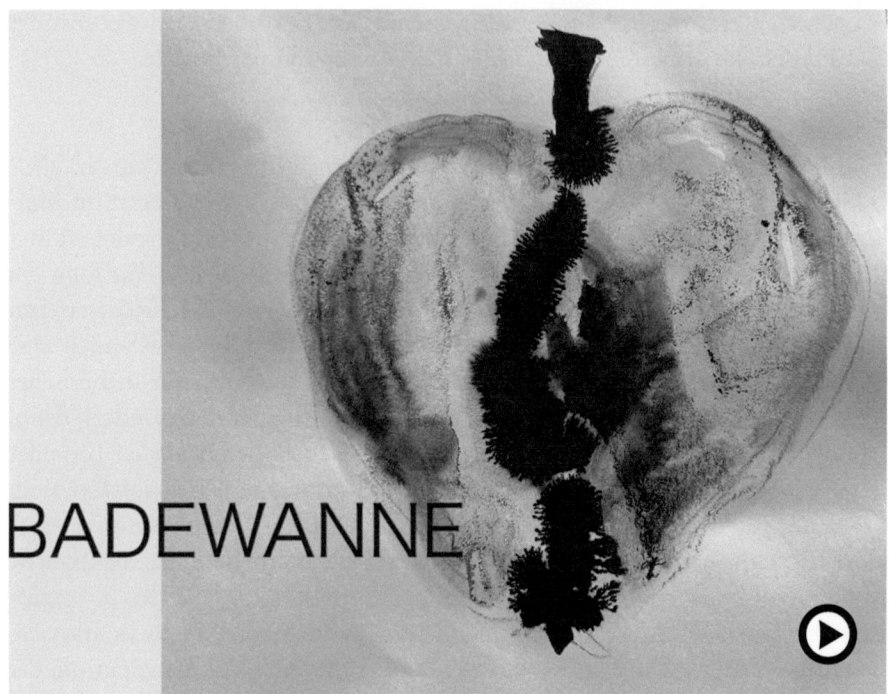

Abb. 11.1 Badewanne (▶ https://doi.org/10.1007/000-23x)

nennen dieses Phänomen einen „Haut-Orgasmus". Und die Gänsehaut? Wahrscheinlich stammt sie aus Zeiten, als Menschen noch stärker behaart waren. Plötzliche Temperaturänderungen erzeugen Gänsehaut zur Wärmeregulation. In Trance nutzen wir dieses Phänomen mit der Vorstellung, in einer Badewanne zu liegen (Abb. 11.1).

> Bitte hören Sie die Podcasts NICHT beim Autofahren oder wenn Sie sehr konzentriert beschäftigt sind. Am besten hören Sie sie zum Entspannen im Bett.

> **Badewanne**
> *Wie die Wärme und Behaglichkeit unserer Seele und unserem Körper guttun.*
>   Einfach so zum Entspannen, achtsam sein und um sich auf sich selbst konzentrieren:
>   Spannen Sie kurz Ihren Körper an – 10 Sekunden – 1 2 3 4 5 6 7 8 9 10
>   Und dann entspannen Sie sich. Genau. Einfach ganz allmählich Ihren Körper entspannen mehr und mehr in Ihrem Rhythmus … können Sie es sich erlauben

tief und tiefer zu gehen mit jedem Atemzug tiefer. Ihr Körper ist jetzt wohlig warm und gut durchblutet nach der Muskelanspannung … vielleicht sinkt er wie von selbst tiefer hinein in Ihren Sessel auf dem Sie sitzen oder in das Bett auf dem Sie liegen. Und achten Sie einfach, wie sich Ihre Bauchdecke hebt und senkt bei jedem Atemzug und Ihr Brustkorb sich hebt und senkt in Ihrem Rhythmus. Die gleichmäßigen wellenförmigen Bewegungen des Zwerchfells beim Einatmen und beim Ausatmen … wie eine angenehme Massage der inneren Organe … Und wenn Sie möchten, können Sie die Augen schließen. Jetzt oder später die Augen schließen … jetzt oder später schließen Sie die Augen und erlauben es den Augenlidern schwer zu werden … ganz allmählich, ganz behutsam schwer werden … Eine leichte Schwere der Augenlider … genießen … Und wie angenehm es sich anfühlt, wenn die Wimpern der Oberlider die der Unterlider berühren als seien sie mit einander verbunden. Und erlauben Sie sich einfach zu genießen, wie sich diese leichte Schwere in Ihrem Körper ausbreitet … mehr und mehr … ganz von selbst … in Ihrem Rhythmus …

Viele Menschen lieben es, in der Badewanne zu liegen … und vielleicht genießen Sie es ja auch, wie Sie vom Wasser gehalten werden, wie angenehm gleichmäßig der Druck des Wassers den Körper berührt und trägt und geborgen hält. Die Temperatur können Sie selbst wählen und verändern, sodass es gut ist … angenehm wohlig temperiertes Wasser. Alle Bewegungen sind sachte und gedämpft, ebenso die Geräusche. Der gleichmäßige Druck des Wassers trägt und hält Sie, der Auftrieb des Wassers hält Sie in Balance … Und wenn Sie Lust haben, heben Sie ein Bein oder einen Arm aus dem Wasser und spüren wie ein zarter Lufthauch den Arm oder das Bein streichelt. Vielleicht stellen sich die feinen Härchen auf … der winzige Muskel am Haarbalg spannt sich an und richtet so das Haar auf … wie ein erigiertes Haar … Und dann, wenn Sie Lust haben, ziehen Sie den Arm oder das Bein wieder zurück ins warme Wasser, lassen ihn schwer werden und entspannen … tief und tiefer. Sie erlauben sich zu genießen und spüren vielleicht, wie sich etwas löst in der Wärme des Wassers sich Verspannungen lösen und Muskeln locker werden … und ihr Körper sich leicht und gehalten und getragen anfühlt … genau … Und wenn Sie die Hände Ihres Partners oder Ihrer Partnerin auf Ihrem Körper spüren, fühlt es sich so an, als würde das Wasser Sie tragen und halten und sich an Sie schmiegen, Sie streicheln und liebkosen … mit dem angenehmen gleichmäßigen Druck des Wassers … sachte und fest zugleich … zärtlich und stark zugleich … genießen Sie es, wie Ihr Körper antwortet … auf die Berührungen antwortet auf seine Art und Weise … so, wie es gut ist für Sie …

Spüren Sie, wie Ihr Körper Sie unterstützt, während Sie jetzt wieder wach und wacher werden in Ihrem Rhythmus, in Ihrem Tempo wieder zurückkommen – mit einer angenehmen Vorfreude und Ahnung gut gehalten im Körper … geben Sie sich alle Zeit, die Sie brauchen, um wieder zurückzukommen … und während ich von zehn bis eins zähle, werden Sie Schritt für Schritt … Ziffer für Ziffer wieder mehr und mehr munter … 10 9 8 7 6 5 4 3 2 1 und sind mit einem tiefen Atemzug wieder ganz da.

Gänsehaut

Die Gänsehaut entsteht also durch das andere Medium, den Wind, der zärtlich über die feuchte Haut streichelt, aber auch durch Musik, die uns bewegt. Angenehme Musik aktiviert unser Belohnungszentrum. Und auch in der Musik entwickeln sich erotische Momente. Die Spannung steigt, staut sich auf, beruhigt sich, flutet wieder an, klingt ab und steigert sich, reizt und regt auf in kleinen Schritten, in chromatischen Koloraturen weiter bis sie sich entlädt und explodiert. Vertraute Phrasen lassen uns ahnen, wie es weitergeht und überraschen uns durch eine aufregende Veränderung wie eine erstaunliche Pointe. Einige Sekunden vor der Pointe kommt die Gänsehaut als Zeichen starker Emotion. Oder die Aufmerksamkeit steigert sich, weil eine Erwartung nicht erfüllt, sondern die Phrase variiert worden ist. Dadurch entsteht ein Spiel von Ahnung und Erfüllung oder Überraschung. Wie ein Flirt ist es auch ein Spiel mit der Fantasie und der „sweet anticipation", der süßen Ahnung. Besonders wenn wir unsere Lieblingsmusik hören, nehmen wir den Höhepunkt gedanklich vorweg. Einige Sekunden vor dem Gipfel des Glücks wird das Belohnungszentrum durch die Erwartung mit Dopamin geflutet. Mit dem Höhepunkt selbst kommt ein zweiter Gipfel des Glücksgefühls. Schauer laufen den Nacken herunter, Gänsehaut entsteht, Angst verschwindet. Ähnlich stark beglücken uns sonst nur Essen nach längerem Hungern und Sex oder Drogen.

TIP: Gemeinsam Musik hören wirkt stimulierend und belohnend.

Manchmal ahnen wir schon sehnsüchtig, wann die begehrte Person das erste Mal den Dreiwortsatz sagt:

11.1 Ich liebe dich

Bei manchen Liebesliedern besteht der Refrain aus der redundanten Mitteilung: Ich liebe dich, zum Beispiel: „ti amo" (Umberto Tozzi), „je t'aime moi non plus" (Jane Birkin, Serge Gainsbourg), „I love you I love you I love you" (Beatles). Dieser schlichte Dreiwortsatz von einer geliebten Person ausgesprochen setzt Dopamin frei. Und dann erst die Wiederholung – so wirkt das Gesagte insistierend und bestätigend. Doch nur in einem besonderen Augenblick dürfen wir einander die Liebe gestehen. Nicht zu oft, aber keinesfalls gar nicht.

Anton Tschechow (1964, S. 501) treibt einen Scherz damit. In seiner Erzählung „Ein Scherz" lässt er den Protagonisten mit den Gefühlen eines jungen Mädchens spielen: Bei einer wilden Rodelfahrt flüstert er jedes Mal, wenn der Hügel besonders steil und die Fahrt („der Ritt") besonders atemberaubend sind, dem jungen Mädchen ins Ohr: „Ich liebe Sie, Nadja." Unten angekommen, blickt Nadja verwirrt – war dies der heulende Wind oder doch eine Liebeserklärung? Und wieder und wieder will sie mit ihm den verwegenen Ritt wagen und wieder und wieder flüstert er ihr diese Worte zu. Am Ende reist er ohne Abschied ab.

Heinrich Heine beklagt in einem seiner Gedichte („Die Heimkehr" 1827, S. 103), dass er es nie gesagt hat – ich liebe dich – sondern sie, seine Kleine mit der runden Stirn, im Unklaren gelassen hat. Der Mund war ihm verschlossen und jetzt ist ihm elend zumute. Eigentlich hat er es oft gesagt, dass er sie unsäglich liebe, doch nie in ihrer Gegenwart.

Subtext
Doch auch wenn wir es nicht aussprechen, wenn wir unsere Verliebtheit nicht in Worte fassen, können wir die Wirkung des Subtextes entdecken: Mich hat der Effekt dieser Übung, die ich von Charlotte Cordes (https://provokativ.com/dr-charlotte-cordes/) und ihren Improvisationen kennen gelernt habe, sehr überrascht: Blicken Sie Ihre Partnerin bzw. Ihren Partner an und erzählen Sie ein Erlebnis. Erzählen Sie es zweimal. Beim ersten Durchgang denken Sie während Sie erzählen: „Ist mir völlig egal." Und dann erzählen Sie dasselbe Erlebnis noch einmal und denken dabei ganz intensiv: „Ich liebe dich." Der Unterschied ist frappant. Ganz deutlich ist zu spüren, dass der Inhalt wenig Bedeutung hat im Vergleich zum Subtext. Der Blick ändert sich, die Stimme, Gestik und Mimik. Das bedeutet: Wenn Sie Ihre Liebste oder ihren Liebsten sehen – egal worüber Sie sprechen – was ist der Subtext? Was lässt die Augen strahlen und den Blick leuchten, die Stimme samtig werden und die Gesten zärtlich? Einfach der Gedanke: Ich liebe dich.

11.2 Übung: Positiv überfluten

Im Rahmen der Imago-Therapie habe ich festgestellt, wie berührend es ist, positiv überflutet zu werden. Denn wahrscheinlich sind die meisten Menschen nicht ausreichend positiv überflutet worden als Kinder. Eher gab es eine kritische Stimme oder einen bewertenden Blick, der den Eindruck hinterlässt: „Ich bin nicht gut genug und wie ich aussehe und was ich mache ist nicht gut genug." Und genau diese Bitterkeit und die daraus entstehenden Selbstzweifel wollen wir beruhigen und abmildern, wenn wir einander positiv überfluten. Das geht so: die eine Person sitzt gemütlich auf einem Stuhl. Und die Partnerin oder der Partner geht um sie herum und betrachtet sie – und sieht all das, was schön ist – zuerst äußerlich, dann die inneren Schätze. Und dabei lässt sie oder er sich Zeit, nämlich 15 Minuten. 15 Minuten wird all das ausgesprochen, was sonst nicht gesagt wird oder was sonst vermischt ist mit Kritik oder

Nachlässigkeit. Und nach den 15 Minuten wird getauscht und die oder der Überflutete ist dran mit der bedingungslosen Wertschätzung.

Dies ändert gar nichts daran, dass beide differenziert sind und unterschiedliche Ideen, Vorlieben und Erfahrungen haben. Aber es hilft enorm, sich von Scham und Selbstzweifeln vorübergehend zu lösen. Viele Menschen fühlen sich so befreit, genauso sein zu dürfen, wie sie sind, ihr wahres Selbst auftauchen zu lassen und sich mehr und mehr lebendig zu fühlen. Dann dürfen auch wieder Fragen auftauchen, die die Beziehung herausfordern und die Phantasie stärken und dadurch das Sexualleben inspirieren. Fragen wie diese: „Was könnte sie oder ihn besonders überraschen? Womit könnte sie oder er mich überraschen? Was konnte ich bisher nicht fragen, weil ich Angst vor Zurückweisung hatte? Was würde ich mich nie trauen und traue mich jetzt erstmals? Was würde mir die größte Überwindung bereiten? Wie sieht eine lustvolle Herausforderung aus? Wie fühlt sie sich an?" Auch in Langzeitbeziehungen kann man einander überraschen und über Hürden der Scham springen, einander stimulieren und Lust auf Abenteuer machen.

12

Unterwegs zum Orgasmus

Inhaltsverzeichnis
12.1 Orgasmus 124
12.2 Bist du gekommen? 125

Die Liebe zu träumen, heißt alles zu träumen; es ist die Unendlichkeit des Glücks, das Mysterium der Lust. Gustave Flaubert

Der Song zum Film ‚love story' beginnt mit der Frage: „Where shall I begin?" Der Reiz des Beginns ist mit Ahnung und Ungewissheit und ganz vielen Phantasien ausgeschmückt. Flirten bezieht seinen Reiz aus der Balance von Unsicherheit und Verführung, von Unschuld und Ahnung, von Ironie und Ernst, von Absicht und Gunst des Augenblicks, von Zweifeln, Hoffnung, Spannung und Erleichterung und wieder Spannung. Sex muss nicht das Ziel sein, vielmehr lockt der Zauber des Anfangs, der Sehnsucht und Ungewissheit. Schon Freud hat erkannt, wie wichtig Neugier ist. Neugier macht uns mutig und aktiviert uns. Wir wollen den Schleier heben, wir wollen dahinter blicken, wir wollen entdecken. Unser Gehirn will das nicht Sichtbare ergänzen. Und macht das – und zwar so, wie es unserem Ideal entspricht.

Ergänzende Information Die elektronische Version dieses Kapitels enthält Zusatzmaterial, das berechtigten Benutzern zur Verfügung steht https://doi.org/10.1007/978-3-662-62379-4_12. Die Videos lassen sich mit Hilfe der SN More Media App abspielen, wenn Sie die gekennzeichneten Abbildungen mit der App scannen.

© Der/die Autor(en), exklusiv lizenziert durch Springer-Verlag GmbH, DE, ein Teil von Springer Nature 2021
B. Laimböck, *Guter Sex dank Selbsthypnose*, https://doi.org/10.1007/978-3-662-62379-4_12

Und ausgiebig erregt und gereizt kommt plötzlich oder allmählich, langsam oder schnell, gefürchtet und ersehnt – der kleine Tod, der Orgasmus.

12.1 Orgasmus

Einem Menschen begegnen heißt, von einem Rätsel wachgehalten zu werden. – Emmanuel Lévinas

Emmanuel Lévinas (Malka 2004, S. 314) bedeutete es viel, einem Menschen seine „Andersheit" zu lassen, ihn nicht sich selbst gleich machen zu wollen. Darin zeigt sich wechselseitiger Respekt. So schön es im Zustand der Verliebtheit ist, die Ähnlichkeit zu spüren und körperlich beim Orgasmus oder kurz davor ein Gefühl von Verschmelzen zu empfinden – wir kehren wieder zurück … zurück in den Alltag, zurück in die Getrenntheit, zurück in die Unterschiedlichkeit. Und damit aber auch wieder zurück zum neuerlichen Begehren und Hunger auf die andere Person. Das Rätsel hält uns wach. Das Rätsel der anderen Person, das sich niemals komplett entschlüsselt und das Rätsel von Begehren und Lust.

Auch die Neurowissenschaften lösen diese Rätsel nicht, wenngleich sie spannende Erkenntnisse zu Tage bringen. Ja, auch beim Orgasmus wurde schon die Gehirnaktivität untersucht. Denn unser Gehirn ist die weitaus erogenste Zone. Es ist hilfreich, die Phantasien frei dahinsegeln und die Kontrolle möglichst links liegen zu lassen. Denn sexuelle Phantasien sind das A und O des Orgasmus. Ähnlich wie im Traum können uns eigene Vorstellungen bizarr und fremd erscheinen. Manchmal wirken Personen erregend, die im reale Leben abstoßen. Egal, ob bei der Selbstbefriedigung oder bei einer sexuellen Begegnung mit einem anderen Menschen, es durchmischen sich reale und phantasierte Empfindungen. Diese können Grenzen überschreiten, verboten und eigenartig sein. Oft entscheiden aber diese Phantasien, wie intensiv man erlebt. Inspirationen aus dem Versteck oder aus der Quarantäne holen belebt das Liebesspiel. Ganz egal, mit wem wir im Bett sind und ob alleine oder mit mehr oder weniger vielen anderen – in der Phantasie sind wir ohnedies nicht allein. Meist spielen frühere aufregende Personen mit. In der Tiefenpsychologie sind damit Aspekte der Mutter oder des Vaters der Kindheit gemeint. Diese inspirieren und erregen uns durch erotische Erinnerungen an frühere Erlebnisse und Wünsche an zukünftige. Der Phantasie sind keine Grenzen gesetzt. Je mehr wir uns erlauben, auch Grenzen der eigenen sexuellen Identität und Orientierung zu überschreiten, desto vielfältiger wird das Liebesspiel.

Julia – und ihre geheimen Bettgefährtinnen Julia ist eine junge Studentin, der es schwerfällt, in erotische Stimmung zu kommen. Nach ihren geheimsten und verpöntesten Phantasien befragt, erzählt sie zögernd: Eigentlich hält sie sich für ganz klar heterosexuell. Aber als Anreiz für Erotik und Leidenschaft lädt sie in der Phantasie eine dritte Person ins Bett ein: eine Frau. Diese andere Frau ist vom Körperbau und von ihrem Verhalten her ein Gegenpol zu Julia. Manchmal vergisst Julia während sie mit ihrem Freund Sex hat, ob sie selbst männlich oder weiblich ist. Dies hat plötzlich keinerlei Bedeutung mehr. Und sie wechselt flexibel ihre Position: Sie beobachtet, wie sich ihr Freund mit dieser Frau vergnügt und dann beobachtet wieder ihr Freund, wie sie mit dieser Frau intim ist. Oder die andere Frau wird zur Beobachterin von Julia und ihrem Freund. Julia ist sehr erleichtert, dass solche Phantasien nichts Verbotenes oder gar Perverses haben, sondern eine lustvolle Quelle der Imaginationen sind. Irgendwann wagt sie es, ihrem Freund davon zu erzählen. Auch er hat kein Interesse, diese Vorstellungen in der Realität auszuleben. Doch mit Julia gemeinsam darüber phantasieren und lachen macht beiden Spaß. Dies öffnet wiederum ihm die Möglichkeit, seine Phantasien mitzuteilen. Er stellt sich selbst gerne als den ewig lustvollen Satyr vor … Sie wissen schon: der Impulsive, Unberechenbare mit dem Pferdefuß. Kentauren und Minotauren haben schon seit Generationen Menschen inspiriert und tun dies nach wie vor. Gepanzerte Haut und Schuppen machen unverwundbar, Klauen und Reißzähne machen wild und stark und gefährlich. Und so einer kann es imaginativ mit beiden Frauen aufnehmen. Sie haben die Lust am Phantasieren beim Sex entdeckt und nun werden Julia und ihr Freund immer verwegener. Denn Julia schlüpft dann selbst in eine Sphinx mit menschlichem Gesicht und dem animalischen Körper einer Löwin. Und die verführt dann ihren Freund hemmungslos und noch viel mehr. So inszenieren sie ihren Porno selbst und immer neu und immer spannend.

12.2 Bist du gekommen?

Beim erotischen Spiel geht es nicht um den Höhepunkt. Trotzdem quält die Frage: „Bist du gekommen?" Immerhin aktiviert ein Orgasmus besonders stark das Belohnungszentrum. Er ist einer der stärksten Belohnungen überhaupt. Eine Abfolge angenehmer Stimulierungen und Überraschungen lässt die erotische Spannung mehr und mehr ansteigen. Das Herz schlägt schneller, der Atemrhythmus verändert sich und Muskeln im Becken, manchmal auch im ganzen Körper, kontrahieren sich unwillkürlich. Im Gehirn werden Neurotransmitter ausgeschüttet. Für neugieriges Suchen und Sehnen zu Beginn der Erregung ist Dopamin zuständig, dann übernehmen die Sexualhormone die Regie und entspannt schüttet der Körper danach Oxytocin und Vasopressin aus. Letztere sind gut für die Bindung. Diese Belohnung und Aktivierung von Hormonen und Neurotransmittern wollen wir der begehrten Person schenken. Aber viele Menschen fühlen sich unter Druck, zum Höhepunkt kommen zu müssen: Männer erleben diesen Druck insbesondere bei Kinderwunsch und Frauen, weil sie die andere Person nicht enttäuschen möchten. Dann tun sie so als ob. Unterschiedliche Studien geben an, dass zwischen 1/3 und 2/3 der Frauen zumindest einmal einen Orgasmus vorgetäuscht haben. Warum? Viele Frauen wollen sich selbst nicht als unzulänglich oder sexuell inkompetent zeigen oder sie wollen Sex beenden. Daher ist es wichtig, den Erwartungsdruck zu reduzieren. Orgasmus ist das Sahnehäubchen, aber nicht die Pflicht. Weder für Frauen, noch für Männer. Orgasmus ist nicht das Ziel, sondern die Nebenwirkung sexueller Lust. Auch hier gilt das Paradoxon ähnlich wie beim Einschlafen: Je mehr wir es anstreben, je stärker wir wollen, desto schwieriger und unbefriedigender wird es. Doch wie kommen wir in Schwung? Durch absichtsloses Spiel, lustvollen erotischen Tanz und Einschwingen auf einen gemeinsamen Rhythmus gepaart mit Imaginationen. Im Gehirn geschieht während des Orgasmus etwas Ähnliches wie in Trance: Rhythmische Stimulation verstärkt die Oszillation von Neuronen auf korrespondierender Frequenz wie eine zitternde Bewegung, ein Tremolo, ein Vibrato in der Musik. Neuronen feuern eher, wenn sie innerhalb kurzer Zeit wiederholt stimuliert werden. Intensive sexuelle Stimulation führt zu synchronisierter Aktivität im Gehirn. Wir fokussieren ganz auf das, was gerade erlebt wird – Sex. Dies verhindert Ablenkung und lockert die Selbstkontrolle und erleichtert den Zugang zum Unbewussten. Während der Synchronisation beim Sex oder in Trance verändert sich der Bewusstseinszustand: Wir sind hoch fokussiert und absorbiert. Diese Absorption löst manchmal einen Orgasmus aus. Man kann es sich vorstellen wie den Schwung beim Schaukeln, den beide einander geben und gleichzeitig das Schweben genießen. Ähnlich wirken Musik und Tanz. Seit 100 Millionen Jahren wird beim Balzen und Daten rhythmisch gesungen und getanzt. Unbewusst greifen wir auf innere Folien wiederholter lustvoller Erfahrung zurück. Dazu gehört auch fundamental bedrohliche Angst zu überwinden. Diese Angst entsteht schon in früher Säuglingszeit mit der wichtigsten Person, meist der Mutter. Die Mutter reguliert heftigste Gefühle, die von unmittelbaren Körpererfahrungen ausgehen wie die Angst endlos zu fallen und verloren zu gehen. Wird der Säugling gut und sicher gehalten oder in die Luft geworfen und aufgefangen, verwandelt sich die Angst in Lust. Jeder, der sein Baby im Wasser ste-

12 Unterwegs zum Orgasmus 127

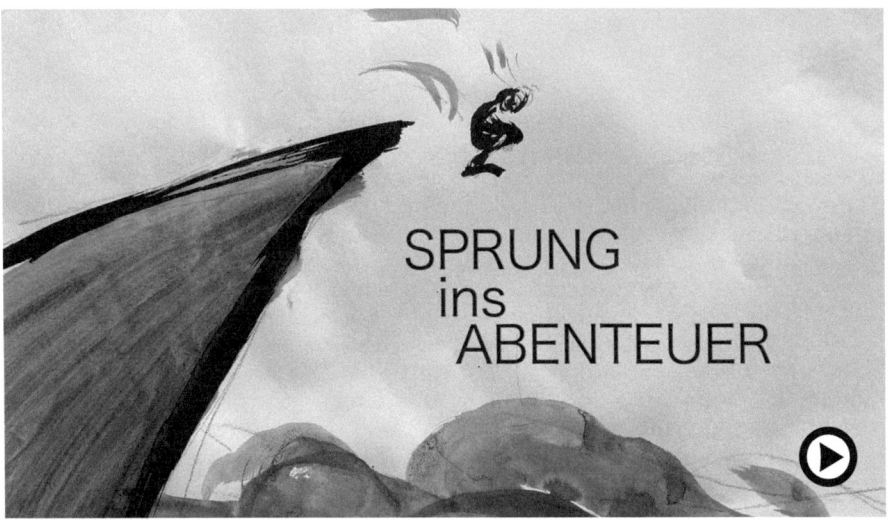

Abb. 12.1 Sprung ins Abenteuer (▶ https://doi.org/10.1007/000-23y)

hend in die Luft geworfen hat und wieder sicher aufgefangen, kennt das begeisterte Lachen und die Freudenschreie. Ähnlich ist orgastisches Geschehen: Wir wagen den Absprung – vom sicheren Boden des Alltäglichen in den entrückten, manchmal ekstatischen Zustand der erotischen Trance. Starke Spannung löst sich. Angst verwandelt sich in Lust und dann – entspannt und erschöpft – in Zufriedenheit. Zu Beginn unseres Lebens sind wir also vollkommen auf einen anderen Menschen angewiesen. Und zu Beginn unserer sexuellen Erlebnisse gibt es meist ebenso eine reale oder phantasierte Sexualpartnerin oder -partner. Und mit dieser Person spüren wir real oder imaginiert begehrende Blicke, erregende Rhythmen, lustvolle Berührungen. Und der eigene Körper reagiert, bewegt sich und wird bewegt, fühlt sich begehrt und begehrt. Während des Orgasmus erlöscht aber meist die Phantasie und die andere Person wird vorübergehend ausgeblendet. So gelingt der Übergang in den entrückten, ekstatischen Zustand – dem Petit mort – dem kleinen Tod.

Um den Sprung ins Ungewisse zu wagen soll Sie dieser Podcast ermutigen (Abb. 12.1).

> Bitte hören Sie die Podcasts NICHT beim Autofahren oder wenn Sie sehr konzentriert beschäftigt sind. Am besten hören Sie sie zum Entspannen im Bett.

Sprung ins Abenteuer

Wie das Loslassen und sich dem Unbekannten Anvertrauen glücklich machend wirkt.

Schauen Sie einfach auf einen Punkt vor Ihnen … lassen Sie den Blick dort ruhen … ganz angenehm und normal atmen … und vielleicht verschwimmt der Punkt allmählich ein bisschen … Wird wolkig … während Sie es sich bequem machen … zur Ruhe finden … zu sich selbst finden … zu Ihren Wünschen … zu Ihrer Leichtigkeit … Während sich eine leichte Schwere im Körper ausbreitet … lehnen Sie sich einfach zurück … entspannt und gelassen … genau … vollkommen sicher … und während ich von eins bis zehn zähle, sinken Sie tief und tiefer … eins … so schön vereint in diesem einzigartigen Einmalig-Sein … zwei … wie ein Zweig mit vielen Blättern ein Gläschen Zweigelt trinken … drei … dürfen Sie dreist sein und haben drei Wünsche frei … vier … in Ihrem Revier … wild wie ein Tier … viertel vor vier voller Gier … fünf … fühlen Sie sich wie am Olymp … Weltbeste Springerin! fünf, wie man sich's wünscht … sechs … Sex … konkav oder konvex … relax! Und was kommt next? Sieben … das ist nicht übertrieben: einander lieben … einander kriegen … fliegen … acht: jetzt haben Sie gelacht … mitten in der Nacht … abgemacht! Ich hab Ihnen etwas mitgebracht; neun: darauf können Sie sich freun! zehn: da kann niemand widerstehen! genau … während ich Sie einlade, an einen ganz bestimmten Ort zu gehen … in Ihrer Welt der Vorstellungen, in der Welt Ihrer inneren Bilder … ans Meer … Und stellen Sie sich darauf ein …. Es glitzert und schimmert in Blau- und Grüntönen … ganz angenehm …. Und Sie klettern auf einen Felsen … Vielleicht waren Sie schon einmal auf einem Felsen und haben überlegt ins Meer zu springen … unter Ihnen ist das blaugrüne glitzernde Wasser … so nah und verlockend … so verführerisch schön … so lustvoll spannend … Mit erregendem Herzklopfen, wie ein Vibrieren im ganzen Körper, das sich ausbreitet … frei … mit wilder Lust und gleichzeitig angenehm zärtlich … Ihre Lust auf das Wasser, das vor Ihnen liegt, sich ausbreitet … Lust hineinspringen, tauchen, sich fallen lassen … Während Sie oben stehen am Absprung … Sie stehen groß und stark und aufrecht da … richten Sie einfach den Blick weit zum Horizont … dahin, wo das Meer und der Himmel einander berühren als würden sie verschmelzen … angenehm berühren … sodass Sie innerlich lächeln … mit den Augen, mit dem Mund lächeln … in all Ihrer Leichtigkeit … dürfen Sie sich erlauben zu springen … Und mit diesem tiefen inneren Vertrauen, mit dieser tiefen inneren Sicherheit … Sie tauchen wieder auf … und ab … und auf …. so, wie es gut ist für Sie … finden Sie wie von selbst den Zeitpunkt an dem es gut ist – gut ist mutig zu sein … verwegen sein … als könnten Sie fliegen … schweben … einfach loslassen … die Gedanken frei lassen, segeln … während der Körper stark ist und voller Kraft … die Füße und Beine spüren, wie sie fest Kontakt haben mit dem Felsen … felsenfest überzeugt … es gelingt … gut … all Ihren Mut und Ihre Kraft in Ihrem Körper spüren … Genau … bis Sie zu sich selbst sagen: Jetzt! Und Sie ballen ganz kurz die Fäuste und spüren Ihre Kraft – Jetzt Ihre Kraft und Energie und Vitalität spüren! Bis Sie sich selbst erlauben und zu sich sagen: Spring! Es ist gut! Es ist so gut! Und dann dürfen Sie es einfach Ihrem Körper überlassen … loslassen … Und wenn Sie eintauchen ins Meer – spüren, wie das Wasser spritzt – Sie über und über anspritzt in vielen kleinen Wasserperlen … schimmernd und funkelnd … und das Wasser nimmt Sie auf … warm und behaglich … sodass Sie sich fallen lassen … tragen lassen … mit dem tiefen inneren Vertrauen – das Wasser nimmt Sie auf …

angenehm tauchen Sie ein ins warme Wasser – es nimmt Sie auf, hält Sie ... trägt Sie ... Der gleichmäßige Druck ... so angenehm. Und jederzeit, wenn Sie Lust haben – wenn Sie sich drauf freuen – und alles, was Sie tun brauchen ist: Sie ballen ganz kurz Ihre Fäuste und sagen zu sich: Jetzt! Spring! ... – Und all das behält Ihr Körper ganz von selbst – während Ihr unbewusster Verstand das alles ruhig wieder vergisst – und Sie sich dann wieder bewegen während ich von 10 bis 1 zähle: 10: bewegen Sie die Finger und die Zehen – 9: die Hände, die Füße werden sich freun! – 8: wer da schon wieder lacht! – 7: wach geblieben! – 6: dazu sag ich jetzt gar nichts. – 5: werden Sie munter und frisch – 4: wie ein lustiges Tier – 3: nun sind Sie frei – 2: Aufmerksamkeit herbei! und 1: Frisch und munter Sie sind wieder ganz hier.

13

Zusammenfassung

Intellektuell können wir zwar verstehen, dass für guten Sex die Sexualhormone wichtig sind und Oxytocin, Vasopressin und Dopamin und mit Hilfe der Neurobiologie versuchen wir, Verliebtheit und sexuelle Anziehung einigermaßen zu begreifen. Durch Nachdenken und Überlegen der Konsequenzen können wir uns bemühen, überwältigende sexuelle Gelüste zu kontrollieren. Aber der intellektuelle Zugang zu Sex und die Kontrolle sind bei den meisten Menschen ohnehin eher zu stark als zu schwach ausgeprägt. Mit dem Resultat: Wir werden lustlos. Als Paar können wir einander sexuelle Bedürfnisse kommunizieren. Aber dann verliert Sex die geheimnisvolle Würze des Unerklärlichen und Mysteriösen. Das lässt sich nämlich nicht mit Worten besprechen und nicht googeln, dafür umso wirkungsvoller sinnlich erleben, träumen, imaginieren und spielerisch inszenieren. Und das aktiviert unsere erogenste Zone: das Gehirn. Und zwar nicht die Kontrolle des präfrontalen Kortex, sondern die uralten Triebe und Motivationen. Dann spazieren wir nicht mehr kontrolliert auf sicherem Terrain und haben alles im Griff. Nein, dann stürzen wir uns Hals über Kopf hinein ins Chaos von Liebe, Sex, Abenteuer und Begierde. Und können unsagbar verzweifeln, wenn wir verlassen, beschämt und zurückgewiesen werden, Schiffbruch erleiden und uns im tosenden Meer erotischer Gefühle an eine dahintreibende Planke klammern. Lust und Begehren verwirren und wühlen auf. Und vielleicht riskieren wir den kleinen Tod des Orgasmus … und überleben – und haben irgendwann wieder festen Boden unter den Füßen. Das passiert ganz von selbst, wenn wir uns mit Haut und Haar stürmisch verlieben, heiß begehren und leidenschaftlich herbeisehnen. Aber auch die oder der lang vertraute Geliebte kann uns bewegen. Dazu nutzen wir unsere Phantasie, was wir früher mit ihr oder ihm erlebt haben oder was wir alles gemeinsam noch erkunden können irgendwann. Oder wir haben unspektakulär Sex und entspannen uns dabei und genießen unaufgeregt und pflegen sinnlich unsere Beziehung. Wir freuen uns am Begehren und am ausgelassenen Spiel. Das macht neugierig auf wechselseitige lustvolle Wünsche. Wir erlauben aber auch uns selbst und der anderen Person, dass es gelegentlich nicht zum Sex kommt … und bleiben entspannt, wenn die Lust in manchen Phasen des Lebens schwächer wird, vor allem wenn kleine Kinder da sind oder sonst viel Stress. Lust verläuft ja nicht auf einem Kontinuum, sondern in Wellen, die kommen und gehen und wieder kommen. Ach ja – und wir dürfen atmen beim Sex – auch laut – wir dürfen stöhnen, wir dürfen lachen und zum Lachen bringen und blödeln und Unsinn machen, den Bauch halten und aus vollem Hals lachen und uns schütteln und biegen vor Freude und Lebendigkeit. Wir dürfen in nicht alltägliche Rollen schlüpfen, spielen, flirten, scherzen und necken – und es einfach tun: einfach Sex haben … irgendwie. Das ist guter Sex.

Literatur

Anzieu Didier (1992). Das Haut-Ich. Aus dem Französischen von Meinhard Korte und Marie-Hélène Lebourdais-Weiss. Frankfurt. Suhrkamp
Bartels Andreas und Zeki Semir (2010). The neural basis of romantic love. S. 147 ff.
Bohne Michael (2010). Bitte klopfen. Anleitung zur emotionalen Selbsthilfe. Carl Auer
Bongartz Walter (1996). Der Einfluß von Hypnose und Streß auf das Blutbild. Psychohämatologische Studien. Peter Lang-Verlag. Frankfurt a.M.
Burnham John (2012). After Freud Left: A Century of Psychoanalysis in America. University of Chicago Press. Fußnote S. 95
Carney Dana R. et al. (2010). „Power posing: Brief nonverbal displays affect neuroendocrine levels and risk tolerance." Psychological science 21.10 (2010): 1363–1368.
Damasio Antonio (2013). Selbst ist der Mensch. Körper, Geist und die Entstehung des menschlichen Bewusstseins. Pantheon-Verlag. S. 293
Freud Sigmund (1948/1991). Zeitgemäßes über Krieg und Tod. In: Gesammelte Werke, Bd. X. S. 343 Werke aus den Jahren 1913–1917. 1991. 324–355.
Freud Sigmund (1905/1991). Drei Abhandlungen zur Sexualtheorie. In: Gesammelte Werke, Bd. V, S. 115 Werke aus den Jahren 1904–1905. 1991. 33–72.
Gatterer Gerald (2000). Wörterbuch der Psychotherapie. Hg. Gerhard Stumm u. Alfred Pritz. Springer. S. 636–636
Goleman Daniel (1995/2007). Emotionale Intelligenz. dtv. München. S. 120
Heine Heinrich (1827/2014). Buch der Lieder. (Die Heimkehr). Verlag Holzinger. Berliner Ausgabe. S. 103
Franz Kafka (1919/1995). Brief an den Vater. S. 12. Reclam. Stuttgart
Kernberg Otto F. (2018). Liebe und Aggression: Eine unzertrennliche Beziehung. Klett-Cotta

Kraus Karl (1984). Aphorismen und Gedichte, Auswahl 1903–33, Berlin.
Kundera Milan (1987/2020). Die unerträgliche Leichtigkeit des Seins. S. 22. Fischer
LeDoux Joseph (1996). The Emotional Brain: The mysterious underpinnings of emotional life. Simon & Schuster
Malka Salomon (2004). Emmanuel Lévinas – Eine Biographie. C.H. Beck Verlag. S. 314
Masters William H. und Johnson Masters Virginia (1980). Human sexual inadequacy. Bantam Books
Panksepp Jaak (1998). Affective neuroscience: the foundations of human and animal emotions. Oxford University Press, Oxford
Paz Octavio (1970). Das Labyrinth der Einsamkeit. Walter, Olten/Freiburg
Proust Marcel (1979) Auf der Suche nach der verlorenen Zeit. Frankfurt am Main, Bd. 1, S. 63–67
Reiss Allan et al. (2008). Anomalous hypothalamic responses to humor in cataplexy. PLOS One 3(5): e2225. doi: https://doi.org/10.1371/journal.pone.0002225
Retzer Arnold (2007). Systemische Paartherapie. Klett-Cotta, 3. Aufl., S. 254
Revenstorf Dirk u. Peter Burkhard (1990/2015). Hypnose in Psychotherapie, Psychosomatik und Medizin. Manual für die Praxis. Springer
Revenstorf Dirk u. Freudenfeld Elsbeth (2016). Hypnose in der Paar- und Sexualtherapie. In: Lehrbuch der Sexualtherapie von Maß Reinhard und Bauer Renate. Klett-Cotta
Ringelnatz Joachim (1928). Ich hab dich so lieb. In: Allerdings. Ernst Rowohlt
Rizzolatti Giacomo u. Sinigaglia Corrado (2008). Empathie und Spiegelneurone. Die biologische Basis des Mitgefühls. SV.
Rostand Edmond (1897/2012). Cyrano De Bergerac. Anaconda-Verlag
Salinger Jerome D. (1951/1970). The Catcher in the Rye. Penguin Books
Schmidt Gunther (2010/2019). Liebesaffären zwischen Problem und Lösung. Hypnosystemisches Arbeiten in schwierigen Kontexten 3. Carl Auer. S. 279
Schmidt Gunter (1998). Sexuelle Verhältnisse. Über das Verschwinden der Sexualmoral. Rowohlt, Reinbek. S. 23
Schnarch David (1997/2019). Die Psychologie sexueller Leidenschaft. Piper. S. 254 ff.
Schnarch David (2009). Intimität und Verlangen. Sexuelle Leidenschaft in dauerhaften Beziehungen. 10. Aufl. Klett-Cotta
Schopenhauer Arthur (1851/1965) Sämtliche Werke/Hg. Wolfgang v. Löhneysen; Cotta, Bd. 5: Parerga und Paralipomena: kleine philosophische Schriften, Teil 2, Kap. 31: Gleichnisse, Parabeln und Fabeln, § 396; S. 765
Shifren JL et al. (2008) Sexual Problems and Distress in United States. Women: Prevalence and Correlates. Obstet Gynecol; 112(5)
Sigusch Volkmar (1996). Sexuelle Störungen und ihre Behandlung. S. 130
Stramm August (1915/2013): Gedichte. Edition Holzinger. Taschenbuch. Berliner Ausgabe, 2013 (Du. Liebesgedichte: Erstdruck: Berlin. Verlag Der Sturm)

Tschechow Anton (1964) Gesammelte Werke in Einzelbänden: Ein Scherz. S. 497–501 in: Kurzgeschichten. Übersetzt v. Ada Knipper u. Gerhard Dick. Rütten & Loening, Berlin

Winnicott Donald W. (1953). Transitional objects and transitional phenomena – a study of the first not-me possession. 34(2): 89–97

Winnicott Donald W. (1974). Reifungsprozesse und fördernde Umwelt. Gießen. Psychosozial-Verlag

Winnicott Donald W. (1960/1984). The theory of the parent-infant relationship. International Journal of Psycho-Analysis. 41, 592

Zeig Jeffrey (2018). Meine Stimme begleitet Sie überall hin: Ein Lehrseminar von Milton H. Erickson. Klett-Cotta

Zeki Semir (2010). Glanz und Elend des Gehirns. Neurobiologie im Spiegel von Kunst, Musik und Literatur. Reinhardt-Verlag

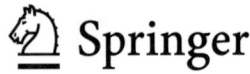

springer.com

Angela Schuh
Gisela Immich

Waldtherapie

Das Potenzial des Waldes für Ihre Gesundheit

SACHBUCH

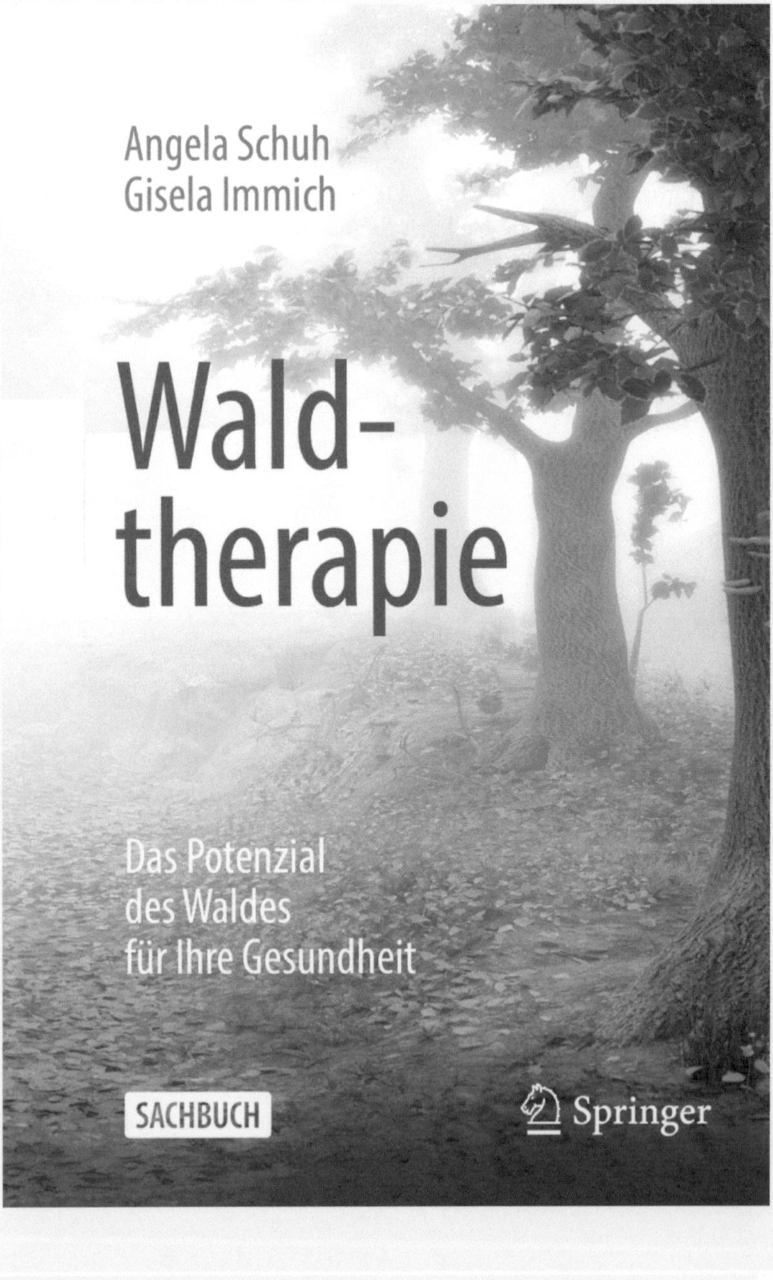

Jetzt im Springer-Shop bestellen:
springer.com/978-3-662-59025-6

MIX
Papier aus verantwortungsvollen Quellen
Paper from responsible sources
FSC® C105338

If you have any concerns about our products,
you can contact us on
ProductSafety@springernature.com

In case Publisher is established outside the EU,
the EU authorized representative is:
**Springer Nature Customer Service Center GmbH
Europaplatz 3, 69115 Heidelberg, Germany**

Printed by Libri Plureos GmbH
in Hamburg, Germany